九种体质

心身养生

（第二版）

尤虎 杭凯◎编著

全国百佳图书出版单位

中国中医药出版社

·北 京·

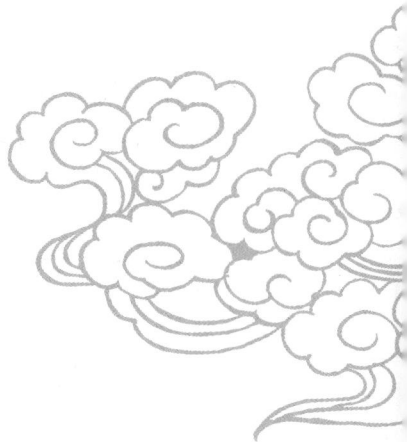

图书在版编目（CIP）数据

九种体质心身养生 / 尤虎，杭凯编著 . —— 2 版 . ——
北京 : 中国中医药出版社，2025.8
　ISBN 978-7-5132-8589-6

　Ⅰ . ①九… Ⅱ . ①尤… ②杭… Ⅲ . ①养生（中医）—
基本知识 Ⅳ . ① R212

　中国国家版本馆 CIP 数据核字（2023）第 231849 号

中国中医药出版社出版

北京经济技术开发区科创十三街 31 号院二区 8 号楼
邮政编码　100176
传真　010 - 64405721
河北盛世彩捷印刷有限公司印刷
各地新华书店经销

开本 710×1000　1/16　印张 12.25　彩插 1.125　字数 194 千字
2025 年 8 月第 2 版　2025 年 8 月第 1 次印刷
书号　ISBN 978-7-5132-8589-6

定价　58.00 元
网址　www.cptcm.com

服 务 热 线　010 - 64405510
购 书 热 线　010 - 89535836
维 权 打 假　010 - 64405753

微信服务号　zgzyycbs
微商城网址　https://kdt.im/LIdUGr
官 方 微 博　http://e.weibo.com/cptcm
天猫旗舰店网址　http://zgzyycbs.tmall.com

再版尤序

十多年前，我在南京医科大学开设了两门选修课。那时候，看着西医学子们在课堂上专注的眼神，我仿佛看到一颗颗对中医充满好奇与渴望的心灵被悄然点亮。

这两门选修课为这些西医学子学习中医开启了一扇明亮的窗。我将上课的讲义汇聚整理出来，最终成为《九种体质心身养生》的底稿。

杭凯老师，一位在心身养生方面有着独特见解的智者，我们一拍即合，决定将中医体质养生与心理学结合在一起，于是，这本书的内容就变得更加丰满起来。

时光悄然流转，十年的实践，这本书就像一位忠实的伙伴，陪伴着无数人走过养生之路。广大读者的热捧，如同温暖的阳光，照耀着这本书不断前行。如今，这本书再版了，希望它能像一艘即将再次起航的帆船，带着满满的希望和祝福，驶向更广阔的健康海洋。

在此次再版过程中，我们对九种体质心身养生的理论与实践进行了更为全面、系统的梳理与完善工作。这九种体质涵盖了不同人群在生理和心理方面的各种特征，深入研究并把握它们各自的养生要点，是中医养生领域至关重要的内容。

九种体质，包括平和质、气虚质、阴虚质、阳虚质、痰湿质、湿热质、血瘀质、气郁质、特禀质，就像不同的"土壤"，各有特点。不同体质在心理状态、生活习惯和易患疾病等方面各不一样，这为我们养生提供了准确方向。

本书提出的调理体质的方法可以总结为"九大调理法"，包括情志调理、起居调理、经络调理、灸法调理、茶饮调理、营养调理、药膳调理、膏方调理、运动调理等。针对不同体质的调理方法就像九把精准的钥匙，开启个性化健康之门。

中医养生，源远流长，蕴含着丰富的哲理与实践经验，是中华民族在千百年与疾病斗争和追求健康长寿过程中积累下来的智慧结晶。通过阅读这本书，读者可以领略到中医在养生保健方面独特的视角和方法。

中医学在疾病防治方面，同样有着不可忽视的优势。它强调整体观念，注重从人体的整体平衡出发去预防和治疗疾病，而不是仅仅着眼于疾病本身。这种整体的、宏观的思维方式，在当今这个疾病谱日益复杂的现代社会，愈发显示出其价值。

我们希望这本书能够将中医学的这些精华传递给更多的人，使更多的人受益于中医药这个伟大的医学宝库。

尤　虎

2025年3月

"逝者如斯夫。"

孔子如是说，

美好光阴一刹那就过去了。

《九种体质心身养生》最后一本藏书也已被好朋友当作宝贝般拿走，

感谢读者对中医的热爱，

给了我们很多滋养。

此刻，

闭上眼睛，

感受呼吸……

回忆像泉水一样汩汩而出，

似乎看到我和尤虎在南京图书馆举办《九种体质心身养生》讲座时，

观众听得入迷的情景；

似乎听到尤虎通过我的广播节目《快乐养生坊》教大家如何记住九种

体质；

似乎浮现出我们走进企业和社区举办"九种体质"专题讲座的身影。

清晰记得每次读书会读者对体质养生的热爱，

这些年来我们始终不忘"传承中医文化，弘扬中国国粹"的初心。

再一次回到呼吸上，

吸气的时候感知吸气，

呼气的时候感知呼气……

当年的中医英才尤虎如今已经成为远近闻名的专家，

我的心理咨询室日程也排得越来越满。

本次再版的《九种体质心身养生》，

除了保有原有精华，

还增加了"声音疗愈"等更多养生方法。

我和尤虎同在南京自然医学会担任重要职务，

多年的实践和积淀让我们对九种体质的认识和养生又有了全新思考，

我的"正念"心理咨询工作室，

一直探索《黄帝内经》五音疗疾结合朗读方法调整体质这个课题，

在国学教育家张其成、著名《易经》专家杨力教授、中国传媒大学播音主持艺术学院鲁景超教授、加拿大音乐治疗专家 Shelley•Snow 博士的支持和帮助下，

终于有了今天再版图书中的诸多人声和朗读疗愈方法。

这些全新的呈现，

归功于好友尤虎博士独特的开放视角。

再次回到呼吸上，

不念过去、不惧未来，

当下此刻，

打开这本书，

一起享受中医的美好。

杭　凯

2025 年 3 月

◆ 尤 序 ◆

一直以来，我都在思考这样一个问题：如何将博大精深的中医学在大众之中普及。

中医走近大众的最大障碍在于中医术语，比如阴阳五行、气血津液等。医生用这些术语向大众解释疾病，大众很难搞懂，而用现代医学的语言来解释病情，往往会让他们更容易接受与信服，这是一个不争的现实问题。

2007年，我听了一个非常有趣的报告，讲的是根据人的天生特质，将人群分为5种类型，包括支配型、外向型、耐心型、精确型、整合型。为了将这5种类型的个性特质形象化，根据其各自的特点，这5类人群又分别被称为"老虎""孔雀""考拉""猫头鹰""变色龙"。我突然联想到中医体质学说不也是对人群进行分类的吗？通过分类，只要让大众掌握几个关键性的术语，不就可以在大众中普及中医了吗？

从那时起，我查阅了古今中外对人体体质分类的方法，按照中医体质理论，总结成一张测试表格，可以在1分钟之内迅速判断体质类型。其后几经修改，主要参考中华中医药学会2009年3月26日发布的《中医体质分类与判定》，最终制订了含有40个问题的快速测试九种体质的表格。

这张表格目前已经测试了近万人，普遍反映良好，快速、精准、实用是其突出特点，与中华中医药学会的《中医体质分类与判定》相比更加简洁与实用，更容易让普通百姓接受。

将人群分为9大类，只要将中医的9个术语解释清楚就可以了，能够大大降低百姓的认知难度。在医院、企事业单位、社区等场所讲课的过程中，我发现用这个方法讲中医，广大民众包括西医医生，普遍乐于接受。我还在南京医科大学开设了"中医体质药膳学"课程，受到了老师和同学们的欢迎。

在了解了自身体质以后，下面的问题就是如何调养与改善体质。体质的形成不是一朝一夕的事，所以调理体质也必然是一个过程，这涉及生活的各个方面。

生活起居、运动、心理、食疗药膳、进补、按摩，这些都是体质调理的关键，可目前市面上的书大都偏于某一个方面或某几个方面，没有比较综合性的适合各种体质的养生保健指导。

我从大学本科起就提出"治病治本知本治病，医人医心一心医人"。现代健康观念认为健康不仅仅是机体不发生疾病，而且还应包括健康的心理状态、健康的社会适应状态，所以体质调理必须身心同调。

目前市场上还没有一部关于体质与心理方面的论著，我做了初步的尝试，在为心理咨询师培训中医体质养生的过程中，特意加入了中国古人的心理疗法——情志相胜疗法，大家普遍反映开阔了眼界，并对古人的智慧敬佩不已。有了这个成功的基础，我对古代有文字记载的情志相胜疗法的医案进行了总结，并按照九种体质容易形成的心理疾病、不良情绪进行归类，希望通过医案的方式生动形象地揭示此疗法的神奇之处。

关于调理身体，除常规方法外，在运动疗法里面，还可以使用太极功法。我从小随父练习陈氏太极拳，父亲师从于陈氏太极拳第 11 代传人陈庆州大师。根据中医体质学说以及太极拳理论，由博返约，精炼归纳，我从陈氏尊古太极站桩功、一路拳、二路拳中挑选出适合各类体质人的锻炼招式，创立了中医九种体质太极养生功法。目前，这一功法已在南京小范围推广，因其简单易学、见效迅速而深受好评。

用中药调理体质需要一个较长的过程，很多人难以坚持的主要原因就是中药口感差、煎煮麻烦、不方便携带等。其实这个问题并不难解决，在实际的临床中，我经常让患者吃冬令进补的膏滋药就是很好的调理体质的方法，这在江浙沪地区广受欢迎。但以前主要是针对疾病调理，因为现代生活条件好了，人们对健康的要求更高了，调理体质已经成为大众的普遍需求。在本书中，我选取了一些典型的膏方作为调理各个体质的基本方，如果您想进一步了解体质膏方的相关内容可以参考拙著《九种体质养生膏方》（中国中医药出版社 2012 年 12 月出版）。

作为一名青年中医，我希望通过自己的努力，能够让来自于民间的中医学回归到百姓中间，让每个普通人都能享受到祖先留给我们的保健养生智慧！

另外，为方便读者查找穴位，北京中医药大学针灸推拿学院睢明河教授特别提供由其精心制作的"最新国家标准针灸穴位图"附于书后，在此表示衷心的感谢！

尤　虎

于南京医科大学附属明基医院国医堂

2014年2月17日

◆ 杭 序 ◆

她是一位中年女性，眼神充满绝望，语速很快。先生的出轨，孩子的不孝，让她激动异常，叙事时滔滔不绝。我仔细倾听，跟随她的内心，了解到因为卵巢癌，她做了子宫全切手术。说到失去的女性器官，她一点都不在乎，觉得无所谓。我的内心充满疑问，长时间的身心交流中，终于了解到儿时的她备受冷落。父母的重男轻女，让她内心对自己的女性器官充满着怨恨，她羡慕血脉相连的弟弟，渴望成为一个男孩子。在她的潜意识中，这恶魔式的念头像咒语一样跟随着她。终于她生了癌，她所厌恶的器官离开了她。在自然光下，她的皮肤显得干燥而粗糙，舌下青筋暴露。她是典型的血瘀质。

我们在这个案例中不难发现不健康的心理和情绪对生理功能的影响，说明心理健康在养生中的重要性。

我和尤虎面对的咨询人群，他们的疾病无不与心理有关。越是深入地交流，越能发现生病的人带着各种各样的情绪，内心在不断地挣扎。情绪激惹着身体，身体反抗着情绪。长此以往，就形成了不健康的体质。体质影响身体，身体反过来促成不健康的体质。我们在本书中把心理和体质结合起来，为大家呈现整体养生观点。

在创作中，我们对九种体质深入浅出、化繁为简的分析，得益于青年中医学子尤虎深厚的中医功底。他对中医非常挚爱，其深入的研究和独到的见解常常给大家留下深刻的印象。在传播中医文化的道路上，我们共同前行，他也成为我们节目中迄今为止连线解答问题最多的专家。我们举办了一场场九种体质养生讲座，进行了一次次体质与心理的面对面爱心交流，推出了一系列心身结合的养生方法。

我们的生活中，不少人只重视躯体感受，只往外求，不往内求，不能管理自己的情绪。"一母生九子"，不同的人有不同的性格，更有不同的体质。你在阅读本书的时候，请放松身心，安静下来，不分心地去看，因为和你当下的身心健康有关。不妨问问自己是九种体质性格表现的哪一种：性格开朗的平和质，比较胆小的气虚质，沉静内向的阳虚质，性情急躁的阴虚质，烦躁健忘的血瘀质，善于忍耐的痰湿质，急躁易怒的湿热质，多愁善感的气郁质，还是天性敏感的特禀质。

看完之后，你会找到答案。在调理体质的同时，安抚不平静的心理，才能达到养生的最佳境界。

合上书，和我一起拥抱它，这是我们通往健康的宝藏。对于九种体质和心身养生，这本书仅仅是一个开始……

杭　凯

于南京广电大厦

2014年6月26日

目录

认识体质，了解自己

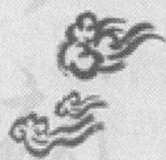

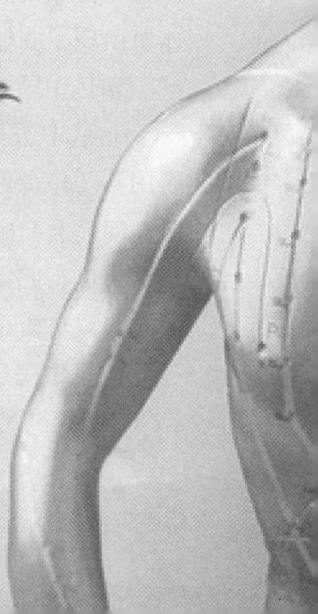

什么是体质

《灵枢·寿夭刚柔》曰："余闻人之生也，有刚有柔，有弱有强，有短有长，有阴有阳，愿闻其方。"

西方医学之父希波克拉底有句名言："了解什么样的人得病，比了解一个人得了什么病更重要。"

俗话说："龙生九子，各有不同。"世界上没有两片相同的树叶，也没有两个相同的人，其本质的区别就是体质。

有的人高大威猛，有的人娇小玲珑，体态各有不同。有的人外向开朗，有的人内向沉静，性格各有不同。

同样是感冒，有的人很快就好了，而有的人总是反反复复。同样吹了空调，有的人觉得凉爽，有的人马上感冒。

同样是吃东西，有人吃了一点儿凉东西就拉肚子，有的人却喜欢吃凉的东西，多吃一些冷饮也不腹泻。

同样是吃人参，有的人吃了就"上火"，有的人吃了感觉很舒服。

以上这些生活中的常见现象，实际上都是体质不同导致的。可以看出，体质与健康的关系非常密切。健康出现问题，通常就是体质出现了问题，是体质出现了明显的偏颇。

14亿中国人是否有基本的体质分类？又有怎样的分布规律？

北京中医药大学王琦教授带领的"中医体质分类判定标准的研究及其应用"（该课题获得2007年国家科技进步二等奖）课题组，通过对我国东、西、南、北、中5个地域9省26市进行了21948例大样本的流行病学调查研究并对结果进行归纳和统计分析，提出了平和质、气虚质、阳虚质、阴虚质、痰湿质、湿热质、血瘀质、气郁质、特禀质9种基本体质类型的概念。

中华中医药学会2009年3月26日发布了《中医体质分类与判定》（编号ZYYXH/T157-2009），此标准于2009年4月9日正式实施。

《中医体质分类与判定》标准是我国第一部指导和规范中医体质研究及应用的文件。中医体质学者经过近30年的研究，根据人体形态结构、生理功能、心理特点及反应状态，对体质进行了分类，并制订了中医体质量表。

该标准是应用流行病学、免疫学、分子生物学、遗传学、数理统计学等多学科交叉的方法，经中医临床专家、流行病学专家、体质专家多次论证而建立的体质辨识的标准化工具，并在国家重点基础研究发展计划（"973"计划）"基于因人制宜思想的中医体质理论基础研究"课题中得到进一步完善。课题组应用该标准在全国范围进行了21948例流行病学调查，显示出良好的适用性、实用性和可操作性。

体质是人类在生长、发育过程中所形成的与自然、社会环境相适应的人体个性特征（个体差异）。

体质

- 决定了我们的健康。
- 决定了对疾病的易感性。
- 决定了得病后对治疗的反应和预后转归。

九种基本体质类型的特征具体如下。

平和质——阴阳气血调和的体质状态

- 体态适中。
- 面色红润。
- 精力充沛。

气虚质——元气不足的体质状态

- 疲乏。
- 气短。
- 自汗。

阳虚质——阳气不足的体质状态

- 畏寒怕冷。
- 手足不温。

阴虚质——阴液亏少的体质状态

- 口燥咽干。
- 手足心热。

痰湿质——痰湿凝聚的体质状态

- 体型肥胖。
- 腹部肥满。
- 口黏苔腻。

湿热质——湿热内蕴的体质状态

- 面垢油光。
- 口苦苔黄腻。

血瘀质——血行不畅的体质状态

- 肤色晦暗。
- 舌质紫暗。

气郁质——气机郁滞的体质状态

- 神情抑郁。
- 忧虑脆弱。

特禀质——先天失常的体质状态

- 生理缺陷。
- 过敏反应。

中国人九种体质人群分布构成比例如下。

- 平和质：32.75%。
- 气虚质：12.71%。
- 湿热质：9.88%。
- 阴虚质：8.89%。
- 气郁质：8.73%。
- 血瘀质：7.95%。
- 阳虚质：7.9%。

- 痰湿质：6.29%。
- 特禀质：4.91%。

以地区分

- 东部地区湿热质较多。
- 南部地区湿热质和血瘀质较多。
- 西部地区气虚质、阴虚质较多，阳虚质较少。
- 华北地区湿热质较多。
- 东北地区气虚质、阳虚质较多。

以性别分

- 男性平和质、痰湿质、湿热质明显多于女性。
- 女性血瘀质、阳虚质、气郁质、阴虚质明显多于男性。

以年龄分

- 年轻人阴虚质、湿热质、气郁质多见。
- 中年人痰湿质多见。
- 老年人阳虚质、血瘀质较多。

体质与心理

现代健康观念认为，健康不仅是机体不发生疾病，而且包括健康的心理状态、健康的社会适应状态。体质作为先天和后天因素综合作用的结果，是个体在特定的历史和社会条件下逐步形成的，或者说，体质具有鲜明的时代特征。因此，作为疾病治疗和养生保健重要举措的体质调理，亦应与时相符。

古今中外对体质与心理的认识

早在东汉时期，名医华佗就提出"善医者先医心，而后医其身"充分表明中医对于心理调适的高度重视。中医学认为，心的主要生理功能为"主血脉""主藏神"。《素问·八正神明论》说："血气者，人之神，不可不谨养。"《灵枢·本神》说："任物者谓之心。"基于心在全身的主导功能，《素问·灵兰秘典论》谓："心者，君主之官也。"这是因为全身脏腑、形体、官窍等的生理功能都必须在心神的主宰和调节下分工合作，共同完成整体活动。所谓"主明则下安，以此养生则寿""主不明，则十二官危""心动则五脏六腑皆摇。"

自20世纪80年代以来，因心理问题而致的心身疾病已成为严重损害公众健康的重要原因之一。原发性高血压、冠心病、糖尿病、支气管哮喘、胃溃疡等人们熟知的疾病都属于心身疾病。在心身疾病形成的过程中，心理因素是发病的诱因，更是加重病情的因素。对于非心身疾病而言，心理因素也是不可忽略的病因之一。无论何种疾病，积极乐观的心理状态都有利于其治疗和恢复，消极悲观的心理状态不仅不利于治疗，还可能加重病情。伴随生物医学模式从单纯生物模式向生物—心理—社会模式的转变，养生保健及疾病治疗都已日趋个性化。体质本身就是个性化的重要反应，因而"调体"同样要尊重个体的差异。个体差异除了体现在形体结构等外在方面外，更突出地体现在心理方面。

西方学者对体质与心理研究的代表人物是美国的医学家、心理学家谢尔顿，以及德国的精神病学家、心理学家克雷奇默尔。

谢尔顿提出性格类型说，将人按体质分为：内胚层、中胚层和外胚层三种类型。内胚层的人身矮体胖，性喜交友，慢条斯理，宽宏大量，悠闲自在。外胚层的人身高体瘦，沉思，内倾，胆怯，爱好艺术。中胚层的人健壮匀称，精力旺盛，自信大胆，喜争好斗。

克雷奇默尔提出体质类型学说。他认为，四肢长而躯干短的人易患精神分裂症，四肢短而矮胖的人易患躁郁症，健壮者易患癫痫症。同时，第一种人过分敏感，沉默寡言；第二种人善于交际，但性情多变；第三种人固执迟钝，保守，激烈。

中医学认为，任何一种体质都是由躯体因素和心理因素两方面构成的。这早在《黄帝内经》的体质学说中就已经充分体现出来了。

《黄帝内经》将个体的形态特征、生理功能、心理特点等内容综合起来对体质类型加以分类，并对不同体质类型的人格心理特征进行了比较系统而综合的论述。

这其中最具代表的是阴阳人格体质学说。《灵枢·通天》根据人体阴阳之气禀赋的不同、心理性格的差异和外观特征等，把人群划分为太阴、少阴、太阳、少阳、阴阳平和五种体质类型，并指出"五态人"在人格心理特征方面各不相同。

五态人

薛崇成和杨秋莉等人根据《黄帝内经》理论编制了《五态性格测验》，被载入《心理学大辞典》。"五态人"从特质论而言分别代表人对事物反应的强度、灵活性、平衡性、持久性与趋进性等特征。其各型个性特征如下。

太阳之人：不怕打击，刚毅勇敢，激昂，有进取心，敢于坚持自己的观点，敢顶撞，傲慢，自用，主观冲动，有野心，有魄力，任性，暴躁易怒。

少阳之人：好社交，善交际，开朗，敏捷乐观，机智，随和，动作多，漫不经心，喜欢谈笑，不愿静而愿动，做事不易坚持，轻浮易变。

太阴之人：外貌谦虚，内怀疑虑，考虑多，悲观失望，胆小，优柔寡断，与人保持一定距离，内省孤独，不愿接触人，不喜欢兴奋的事，自私，先看他人之成败而定自己的动向，不肯带头行事。

少阴之人：冷淡沉静，心有沉思而不外露，善辨是非，能自制，警惕性高，做事有计划，不轻举妄动，谨慎，细心，耐受性好，有嫉妒心，柔弱。

阴阳平和之人：态度从容，尊严而又谦谨，有品而不乱，不具有喜怒，喜怒不形于色，居处安静，不受物惑，无私无畏，不患得患失，不沾沾自喜，能顺应事物发展规律，是一种有高度平衡能力的性格。

阴阳二十五人

《黄帝内经》中还有一种按照五行分类的方法。《灵枢·阴阳二十五人》中提出，躯体素质和心理素质之间的联系具有相对的特异性，也就是说，某种特定的躯体素质总是表现为某种特定的心理倾向。它按五行属性，把人群分为木、火、土、金、水五种基本类型，在五行属性分类的基础上，又与五音（角、徵、宫、商、羽）相结合，根据五音太少、阴阳属性以及手足三阳经的左右上下、气血多少之差异，将木、火、土、金、水五型中的每一类型再分五类，即成为二十五种体质类型。每一类型都包括了形态特征及人格心理特征等内容，故称"二十五人"。

"木形之人"的个性心理特征是有才智，好用心机，体力不强，多忧劳于事。禀木气全者为主型，称为"上角之人"，其特征是雍容柔美。其四种亚型为禀木气不全者，其中"大角之人"谦和优柔，"左角之人"随和顺从，"右角之人"努力进取，"判角之人"正直不阿。

"火形之人"的个性心理特征是行走时身摇步急，心性急，有气魄，轻财物，但少信用，多忧虑，判断力敏锐，性情急躁。禀火气全者为主型，称为"上徵之人"，其特征是做事重实效，认识明确深刻。其四种亚型为禀火气不全者，其中"质徵之人"认识浅薄，"少徵之人"多疑善虑，"右徵之人"勇猛不甘落后，"判徵之人"乐观无忧，怡然自得。

"土形之人"的个性心理特征是行步稳重，做事取信于人，安静而不急躁，好帮助别人，不争权势，善与人相处。禀土气全者为主型，称为"上宫之人"，其特征是诚恳忠厚。其四种亚型为禀土气不全者，其中"大宫之人"平和柔顺，"加宫之人"喜乐快活，"少宫之人"圆滑灵活，"左宫之人"极有主见。

"金形之人"的个性心理特征是禀性廉洁，性情急躁，行动猛悍刚强，有管理才能。禀金气全者为主型，称为"上商之人"，其特征是坚韧刚毅。其四种亚型为禀金气不全者，其中"太商之人"廉洁自守，"右商之人"潇洒舒缓，"大商之人"明察是非，"少商之人"威严庄重。

"水形之人"的个性心理特征是为人不恭敬不畏惧，善于欺诈。禀水气全者为主型，称为"上羽之人"，其特征是人格卑下。其四种亚型是禀水气不全者，其中"大羽之人"常洋洋自得，"少羽之人"忧郁内向，"众羽之人"文静清廉，"桎羽之人"安然少动。

以上是对人格进行的五行分类，这种分类首先指出了五行之人的共性，然后又再分析各自不同的个性，从而区别了许多具体情况，因此其具体适应性要广泛一些，针对性较强。由此可见，《灵枢·阴阳二十五人》中，每一种躯体素质与五种不同的心理倾向相关，木、火、土、金、水五种类型的躯体素质共有25种心理类型，它对体质分型的方法体现了"形神合一"的思想，是中医体质学的一个突出特色。

本书的体质分类依据是中华中医药学会2009年3月26日发布的《中医体质分类与判定》（编号ZYYXH/T157-2009），此标准更贴近目前中国人的实际体质状态，所以，较之《黄帝内经》的体质分类，中国人九种体质的分类更加实用、有效。

九种体质的心理特征

九种体质创立人王琦教授等经过30多年的深入研究，总结出"体质过程论""心身构成论""环境制约论""禀赋遗传论"四个基本原理。他在"心身构成论"中提出，体质是特定躯体素质与一定心理素质的综合体，是"形神合一"思想在中医体质学说中的具体表现。因此，不论正常体质还是病理体质均具有相应的性格、心理特征。

不同体质表现为不同性格特征。

平和质的心理特征表现为性格随和开朗。

气虚质的心理特征表现为内向，情绪不稳定，胆小。

阳虚质的心理特征表现为性格多沉静、内向。

阴虚质的心理特征表现为性情急躁，外向好动，活泼。

痰湿质的心理特征表现为性格偏温和，稳重，恭谦，豁达，多善于忍耐。

湿热质的心理特征表现为性格多急躁易怒。

血瘀质的心理特征表现为易烦，急躁健忘。

气郁质的心理特征表现为性格内向不稳定，忧郁脆弱，敏感多疑，对精神刺激适应能力较差，平素忧郁面貌，神情多烦闷不乐。这种不良心理若不能得到及时调适，日久就会导致心因性疾病的发生。

特禀质的心理特征因体质特异情况而不同。例如，有气虚表现则参考气虚质的心理特征，有阴虚表现则参考阴虚质的心理特征。

中医体质学十分注重心理因素在疾病中的作用。体质学说的基本原理中的"心身构成论"提出体质是特定躯体素质与一定心理素质的综合体，是"形神合一"思想在中医体质学说的具体表现。

气质心理特点与体质生理特征相互影响，体质因素在情志疾病的防治中有举足轻重的意义。体质与情志的关系即是生理与心理、物质与精神的关系，正如在物质与精神关系中物质是第一性的一样，体质作为情志的载体，在其与情志的关系中也是第一性的。随着心身疾病的增多，体质学说的有关理论将日益显示对实践的指导意义。

北京中医药大学的朱燕波教授及其研究生唐芳，于2009年5月至2009年6月，采用整群抽样的方法，对北京市两所大学18～25岁的青少年学生共540例进行了横断面现场调查。调查内容包括中医体质量表、艾森克人格问卷简式量表中国版（EPQ-RSC）、基本情况调查表。结果采用单因素分析和Logistic回归分析，对平和质、气虚质、阳虚质、阴虚质、痰湿质、湿热质、血瘀质、气郁质和特禀质9种中医体质类型的人格心理特征，进行研究，结果如下。

平和质人群外向稳定型比例高，且平和质人群在EPQ-RSC的E维度得分最高，在N维度得分最低，说明平和质人群个性外向稳定。以年级、家庭居住地分层分析，在E维度，大学三、四年级的学生比一、二年级的学生得分高，城镇学生得分高于乡村学生，说明大学三、四年级学生和城镇学生更外向。《灵枢·通天》云："阴阳和平之人，其阴阳之气和，血脉调。"平和质人群由于先天禀赋很好，后天调养得当，精力充沛，脏腑功能状态强健壮实，故其神、色、形、态、局部等方面表现良好，平素患病较少，对外界适应能力较强，故其性格随和开朗，外向，情绪稳定。

气虚质人群内向不稳定型比例高，与平和质人群相比，检验结果显示在E、N维度得分差异均有显著性，说明与平和质人群相比，气虚质具有个性偏内向、情绪不稳定的特点。以专业分层，医学类和理工类学生在P维度得分差异较大，医学类学生更倾向于神经质。气虚质是由于元气不足，以气息低弱、肌体脏腑功能低下为主要特征的体质状态。心理上表现为对外界事物缺乏兴趣，不喜欢冒险，不喜欢热闹的环境，懒于说话，喜欢安静，少动，故个性偏胆小，内向，情绪不稳定，。

阳虚质人群内向稳定型比例高，在E维度得分与平和质人群得分差异有显著性，在N维度得分无显著差异性，说明阳虚质人群个性具有内向、情绪稳定的特点。以性别分层分析，男性阳虚质人群在N维度得分高于女性阳虚质人群得分，说明男性中阳虚质人群比女性更偏于情绪不稳定。大学三、四年级学生比一、二年级学生在E、P维度得分高，更外向且倾向神经质。阳虚质是由于阳气不足，失于温煦，以形寒肢冷等虚寒表现为主要特征的体质状态，阳气亏虚易精神不振，性格多沉静。

阴虚质人群外向不稳定比例高，与平和质人群相比，阴虚质人群在E维度得分无显著性差异，在N维度得分有显著性差异，具有性格外向、情绪不稳定的个性特点。以性别分层分析，女性阴虚质人群在E维度得分明显高于男性阴虚质人群得分，说明女性中阴虚质人群比男性更偏于外向。以专业分层，医学类在E维度得分高于理工类，偏于外向。阴虚质由于体内津液精血等阴液亏少，阴不制阳，阳热之气相对偏旺而燥热内盛，故个性急躁、好动、外向。

痰湿质人群中内向稳定型比例高，在E维度得分与平和质人群得分差异显著，在N维度得分无显著差异性，说明痰湿质人群个性具有偏内向、情绪稳定的特点。以性别、年级、专业、家庭居住地分层分析，9种体质人格维度得分之间没有明显差异。痰湿质人群由于水液内停而痰湿凝聚，体质状态以黏滞重浊为特征，由于痰湿内盛，阳气内困，不易升发，易神疲乏力、四肢困倦、懒言，故性格温和、稳重。

湿热质人群中内向不稳定型比例高，与平和质人群相比，在E、N维度得分均有显著性差异，具有个性偏内向、情绪不稳定的特点。以家庭居住地分层分析，来自城镇和乡村学生中的湿热质人群在P维度得分有差异，来自城市的人群比乡村的人群偏于神经质。由于湿热郁于肝胆，湿热质人群性格多急躁。

血瘀质人群中内向不稳定型比例高，与平和质人群相比，在E、N维度得分差异均有显著性，具有个性偏内向、情绪不稳定的特点。以性别、年级、专业、家庭居住地分层分析，9种体质在3个人格维度得分没有统计学差异，但从得分分析发现，理工类和三、四年级学生中血瘀质人群在N维度得分分别高于医学类和一、二年级学生，情绪更不稳定。来自乡村学生中的血瘀质人群在E维度得分低于来自城市的学生，在N维度高于来自城市的学生，表明来自乡村的学生血瘀质人群比城市学生内向、情绪不稳定。血瘀质人群体内有血液运行不畅的潜在倾向或血瘀内阻的病理基础，血瘀内阻，气血不畅，心情不愉快，容易心烦、急躁、健忘，或忧郁、苦闷、多疑，可导致孤独等不良心态，有时不能参与正常的人际交往。

气郁质人群中内向不稳定型比例高，并且在E维度得分最低，N维度得分最高。与平和质人群相比，在E、N维度得分差异均有显著性，具有个性偏内向，情绪不稳定的特点。以性别、专业、年级分层分析，气郁质人群在E、N、P三个维度得分无统计学差异，但女性气郁质人群在E维度得分比男性气郁质人群得分低，说明女性中气郁质人群比男性更偏于内向。以家庭居住地分层分析，气郁质人群在P维度得分无统计学差异，但在E、N维度得分有显著性差异，说明居住在城市的气郁质人群更外向和情绪稳定。气郁质是由于长期情志不畅、气机郁滞而形成的，容易情志不遂，心情郁闷，情感脆弱，易激怒，敏感多疑，多愁善感，精神紧张，焦虑不安，遇事谨慎，心胸狭窄，故其个性内向、情绪不稳定。

特禀质是由于先天禀赋不足和禀赋遗传等因素造成的一种特殊体质，包括过敏体质、先天性畸形或生理性缺陷等，其心理特征因体质特异情况而不同。特禀质平中开朗的出现率是18.63%，沉静内向的出现率是13.60%，急躁易怒出现率是18.06%，多愁善感出现率是18.75%，各种性格表现无显著性差异。研究发现特禀质人群中中间型比例高，与平和质人群相比，具有个性偏内向的特点，但情绪稳定方面因专业、年级和家庭居住地而不同。说明特禀质人群的心理特征还有待进一步调查分析。以性别、年级、专业、家庭居住地分层分析，特禀质人群在E、N、P维度得分均无统计学差异，但女性中特禀质人群在P维度得分比男性高，表明女性中特禀质人群比男生有神经质倾向。大学三、四年级学生特禀质人群在E维度得分比一、二年级学生高，偏于外向。家庭居住于乡村的特禀质人群在N维度得分高于城镇，情绪更不稳定。在精神质维度，8种偏颇体质得分和平和质人群得分均无统计学差异，说明研究中尚未发现典型精神质型性格的人群。

综上所述，9种不同中医体质类型均表现出相应的人格心理特征。平和质人群个性外向稳定；气虚质、湿热质、血瘀质、气郁质人群内向不稳定；痰湿质、阳虚质人群内向稳定；阴虚质人群外向不稳定；特禀质人格心理特征因体质特异情况而不同。调查发现人群中尚不存在典型的精神质个性心理特征。

这个研究初步论证了中医体质和人格心理特征具有相关性，不同体质的人格心理特征具有稳定性。这进一步为中医体质包括身体素质和心理素质提供了流行病学调查依据，丰富和发展了中医体质理论形神相关的内容。同时提示，对不同中医体质类型人群采取相应的调体措施，可以预防心理疾病的发生。

中医体质类型测评问卷

（请根据您近半年时间内的体验和感受认真填写本问卷）

测试人姓名：　　　　性别：　　　年龄：

1.容易呼吸短促，接不上气。

2.常感到口苦、口臭或嘴里有异味。

3.经常大便干结。

4.常感到乳房以及两侧胁肋部胀痛。

5.经常大便稀溏，小便颜色清、量多。

6.常感到身体四肢等酸困沉重不轻松，或不爽快。

7.眼睛经常有红丝（充血）。

8.容易对药物、食物、气味、花粉、季节过敏。

9.喜欢安静，不喜欢说话，说话声音低弱。

10.面部和鼻尖油光发亮，易生粉刺、疮疖。

11.常常感觉手脚心发热。

12.多愁善感，感情脆弱，容易感到害怕或容易被惊吓。

13.常常手脚发凉。

14.容易出黏汗且汗出黏腻不爽，手足心潮湿多汗。

15.皮肤常在不知不觉中出现紫斑（皮下出血），刷牙时牙龈容易出血。

16.即使不感冒也经常鼻塞、打喷嚏、流鼻涕，甚至发生哮喘。

17.经常感到疲乏无力。

18.经常大便黏滞不爽。

19.面颊潮红或偏红，经常感觉身体或脸上发热。

20.常常感到闷闷不乐，情绪低落，无缘无故地叹气。

21.胃脘部经常怕冷。

22.眼胞容易肿。

23.各种疼痛经常出现。

24.皮肤容易起荨麻疹。

25.容易感冒。

26.小便有热感，常常尿色发黄。

27.眼睛容易干涩。

28.易紧张，易心慌、心跳快，焦虑不安，容易失眠。

29.衣服比别人穿得多，耐受不了冬天的寒冷，夏天耐受不了空调房间的冷气。

30.平时痰多。

31.面色晦暗或者有色素沉着、面部色斑，经常有黑眼圈出现。

32.皮肤常一搔就红，并出现搔痕。

33.常出虚汗。

34.女性常带下色黄，男性阴囊易潮湿多汗。

35.经常口干咽燥。

36.喉部经常有堵塞感或异物感。

37.吃（喝）凉的东西感到不舒服。

38.嘴里常常有黏黏的或甜腻的感觉。

39.皮肤干燥、粗糙。

40.皮肤常因过敏出现紫红色瘀点、瘀斑。

如有上述症状表现请在下列方格中按照序号打"√"，没有的则不打。

1 □	9 □	17 □	25 □	33 □
2 □	10 □	18 □	26 □	34 □
3 □	11 □	19 □	27 □	35 □
4 □	12 □	20 □	28 □	36 □
5 □	13 □	21 □	29 □	37 □
6 □	14 □	22 □	30 □	38 □
7 □	15 □	23 □	31 □	39 □
8 □	16 □	24 □	32 □	40 □

体质类型诊断：   日期：

答题完毕后，请参考下表，判断出您的体质类型。

1 □	9 □	17 □	25 □	33 □	气虚质
2 □	10 □	18 □	26 □	34 □	湿热质
3 □	11 □	19 □	27 □	35 □	阴虚质
4 □	12 □	20 □	28 □	36 □	气郁质
5 □	13 □	21 □	29 □	37 □	阳虚质
6 □	14 □	22 □	30 □	38 □	痰湿质
7 □	15 □	23 □	31 □	39 □	血瘀质
8 □	16 □	24 □	32 □	40 □	特禀质

判断方法如下：

1.此表要横着看，每种体质有五个典型症状，如果每一横行您打"√"的数量大于等于3个，则可判断为该种体质类型。

2.如果每一横行您打"√"的数量等于2个，则可判断为有该种体质类型的倾向，但目前还不是该体质。

3.如果每一横行您打"√"的数量等于0个或1个，则为平和质。

判定举例：

1.某人填写的答题纸内容如下：

1 □	9 ☑	17 □	25 □	33 □
2 □	10 ☑	18 ☑	26 ☑	34 □
3 □	11 ☑	19 □	27 □	35 □
4 □	12 □	20 ☑	28 □	36 □
5 □	13 ☑	21 □	29 □	37 □
6 □	14 □	22 □	30 □	38 □
7 □	15 ☑	23 □	31 □	39 □
8 □	16 □	24 ☑	32 □	40 □

此人的第二横行打"√"的数量大于等于3个，对照答题表，第二横行为湿热质，故可以判断此人的体质类型为湿热质。

2.某人填写的答题纸内容如下:

1 □	9 ☑	17 ☑	25 □	33 □
2 □	10 □	18 □	26 □	34 □
3 □	11 ☑	19 □	27 □	35 □
4 □	12 □	20 ☑	28 ☑	36 □
5 □	13 □	21 ☑	29 □	37 □
6 □	14 □	22 □	30 □	38 ☑
7 □	15 □	23 □	31 ☑	39 □
8 □	16 □	24 □	32 □	40 □

此人的第一横和第四行打"√"的数量等于两个,对照答题表,第一横行为气虚质,第四行为气郁质,故可以判断此人的体质类型为气虚质倾向,气郁质倾向。

3.某人填写的答题纸内容如下:

1 □	9 □	17 ☑	25 □	33 □
2 □	10 □	18 □	26 □	34 □
3 □	11 ☑	19 □	27 □	35 □
4 □	12 □	20 □	28 □	36 □
5 □	13 □	21 ☑	29 □	37 □
6 □	14 □	22 □	30 □	38 ☑
7 □	15 □	23 □	31 □	39 □
8 □	16 □	24 □	32 □	40 □

此人的每一横行打"√"的数量等于0个或1个,故可以判断此人的体质类型为平和质。

本问卷答题设计的精巧之处在于,您可以在1分钟内快速答题,并目测出自己属于何种体质。

九种体质通用的起居饮食生活心法

人体的生命活动随着年节律、季节律、月节律、昼夜节律等自然规律而发生相应的生理变化，故《灵枢·本神》强调："故智者之养生也，必顺四时而适寒暑，和喜怒而安居处，节阴阳而调刚柔，如是则僻邪不至，长生久视。"即使是阴阳和调之人，也要起居有常，不妄作劳，顺应四时，悉心调护，才能增进健康，延年益寿。

1. 起居有常，不妄作劳

人的生命活动都遵循着一定周期或节律展开，如人的情绪、体力、智力等盛衰变化周期。"起居有常，不妄作劳"就是顺从人体的生物钟调理起居，有规律地生活，合理安排学习、工作、睡眠、休息，养成良好的起居习惯。张隐庵说："起居有常，养其神也；不妄作劳，养其精也。"起居规律，能保养神气，使人体精力充沛，生命力旺盛。否则，起居失调，恣意妄行，逆于生乐，"以酒为浆，以妄为常"，就会导致脏腑功能损害，精神不振，适应能力减退，体质下降，易致早衰或疾病。对年老体弱者为害更甚。故《素问·上古天真论》说："起居无节，故半百而衰也。"

现代医学也认为，规律的生活作息能使大脑皮质在机体内的调节活动形成有节律的条件反射系统。巴甫洛夫通过大量的实验证实，规律的生活起居能使人体建立起各种定时的条件反射，使机体各系统处在最佳状态。例如定时就餐，可促进消化液的分泌、胃肠道平滑肌的蠕动等，都能在条件反射的动力定型中达到最理想的程度。相反，长期作息不规律，如经常熬夜，睡眠不足，会导致免疫功能失调，体质下降。现今有些人起居作息无规律，饮食劳作无定时，导致人体生物钟功能紊乱，或诱发各种疾病，如失眠、便秘、溃疡病、胃肠病、心脑血管病、神经衰弱、颈椎病、甚至猝死等。

起居有常，保持良好的生活习惯，能提高人体的适应能力，使气血调畅，营卫通达，正气旺盛，从而增强体质，预防疾病，延缓衰老。

2. 顺应四时，调摄起居

孙思邈在《备急千金要方》中说："是以善摄生者，卧起有四时之早晚，兴居有至和之常制。"提出起居"早晚有时"的养生原则，以保证睡眠。即根据季节变化和个人的具体情况制订出符合自己生理需要的起居作息制度，并养成按时作息的良好习惯，使身体的生理功能保持稳定平衡的状态，以适应生活、社会和自然环境等各方面的需要。

（1）春季起居保健

《素问·四气调神大论》指出："春三月，此谓发陈，天地俱生，万物以荣，夜卧早起，广步于庭，被发缓形，以使志生。"春天是万物欣欣向荣、推陈出新的季节，为了顺应天地自然生发之气，春天宜晚卧早起，起床后宜在室外悠然自得、无拘无束地散步，以顺应阳气升发、万物生机蓬勃的自然景象。《摄生消息论》指出："（春日）天气寒暄不一，不可顿去棉衣，老人气弱，骨疏体怯，风冷易伤腠理，时备夹衣，遇暖易之，一重渐减一重，不可以暴去。"

（2）夏季起居保健

《素问·四气调神大论》指出："夏三月，此谓蕃秀，天地气交，万物华实，夜卧早起，无厌于日。"夏天是阴阳两气相交，万物荣华充实，繁茂秀丽的季节。为了顺应自然，应当晚些入睡，早点起床，多活动，顺应阳气的充盈和盛实，这样利于气血活动，振奋精神。夏日漫长，中午要有适当的午休，以消除疲劳，提高下午的工作和学习效率。夜晚在外乘凉不要过晚，以免引起疾病，年老体弱者，尤应注意。《摄生消息论》认为："夏日天暑地热，若檐下过道，穿隙破窗，皆不可纳凉，以防贼风中人。"

（3）秋季起居保健

《素问·四气调神大论》指出："秋三月，此谓容平，天地气急，地气以明，早卧早起，与鸡俱兴。"秋季阴气渐盛，阳气渐收，万物结实，应早睡早起，以应秋天收敛之气。早睡是顺应阴精的收藏，早一点起床是顺应阳气的舒长。

秋天，气候变化较大，早秋以热、湿为主，中秋很长一段时间以燥为主，晚秋又以凉、寒为主。因此，在人们睡眠、穿衣、居住、护肤等方面需做相应的调护。秋天宜做相适应的各种锻炼，逐渐增强体质，以适应寒凉的气候变化。《摄生消息论》提醒："但春秋之际，故疾发动之时，切须安养。""又当清晨睡觉（醒来），闭目叩齿二十一下，咽津，以两手搓热熨眼数次。多于秋三月行此，极能明目。"这些，都可作为秋季将息养生的参考。

（4）冬季起居保健

《素问·四气调神大论》指出："冬三月，此谓闭藏，水冰地坼，无扰乎阳，早卧晚起，必待日光。"冬天是水冰地坼，天地万物处在闭藏状态的季节。应早睡晚起，以避寒就温，顺应冬天潜藏之气。但又不要过分暖和而使皮肤出汗，借以保护阳气。

冬天虽冷，当避寒就暖，但也要适可而止．以符合"秋冬养阴"的原则。"寒从脚下起"，足部受寒邪，势必影响内脏，可致胃脘痛、腹泻、腰腿痛、阳痿、月经不调、行经腹痛，诱发心痛、咳喘等疾病的发作。故冷天应注意脚部保暖，改善体质，增强人体的抗寒能力，减少感冒和其他病的发生。

《素问·脏气法时论》明确指出："五谷为养，五果为助，五畜为益，五菜为充，气味和而服之，以补精益气。"这体现了中国传统膳食杂食平衡整体观。食物宜多样化，不可偏食；食宜节制，不可过饥过饱；宜冷暖适宜，不可偏寒偏热。

根据中医学阴阳五行的观点，在平衡膳食的基础上，还应注意气味调和，因食施膳，根据不同的季节选择适宜的饮食，以维护机体的阴阳平衡，保障健康。

四时气候的变化，季节的交替，对人体的生理功能均会产生一定的影响。必须根据不同季节气候特点，进行饮食调养，以维持体质平和，促进健康，防止疾病的发生。

春季阳气初升，万物复苏，升发向上，顺畅调达。春宜升补，即顺应阳气升发之性，食宜清轻升发，宣透阳气，但应注意升而不散，温而不热，不过用辛热升散之品。宜多食蔬菜，如菠菜、韭菜、芹菜、春笋等轻灵宣透、清温平淡之品，均宜摄食。

夏季阳气隆盛，气候炎热，其性如火，万物繁茂。夏宜清补，应选用清热解暑，清淡芳香之品，不可食用味厚发热的食物。宜多食新鲜水果，如西瓜、番茄、菠萝等，其他清凉生津食品，如金银花、菊花、芦根、绿豆、冬瓜、苦瓜、生菜、豆芽等均可酌情食用，以清热祛暑。

长夏为夏秋之交，此时天热下降，地湿上蒸，氤氲熏蒸，湿气充斥，为一年之中湿气最盛的季节。长夏内通脾气，脾为阴土，喜燥恶湿，湿盛于外，困阻脾阳，运化无力，每见四肢困倦、胸闷腹胀、食少纳呆、呕恶腹泻、尿少水肿等水湿内停之象。长夏季节，宜用淡补，即用淡渗利湿之品以助脾气之健运，防止湿困中焦。多选用茯苓、藿香、莲子、薏苡仁、扁豆、冬瓜、丝瓜等淡渗利湿健脾之品，最忌滋腻碍胃。

秋季阳气收敛，阴气滋长，阴阳处于相对平衡状态，进食补品宜选用寒温偏性不明显的平性药食，不宜用大寒大热之品，即所谓平补之法。同时，因秋风劲急，气候干燥，宜食用滋阴类食物以保护阴津，如沙参、麦冬、黑芝麻、百合、银耳、西米、鸭、猪肉、玉竹、黄精、石斛、燕窝等。

冬季天寒地冻，阳气深藏，阴气大盛，万物生机潜藏，精气涵养。冬宜温补，选用温热助阳之品，以扶阳散寒，如生姜、肉桂、胡椒、羊肉、鹿脯、大枣、狗肉、牛肉、虾、甲鱼、鲍鱼等温补食品。

平和质

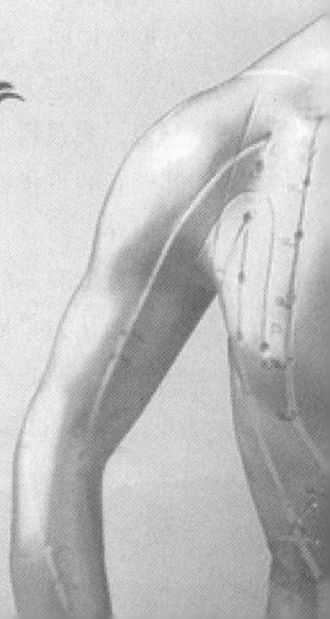

代表人物——万世师表孔子

自汉武帝以来，历代无不以孔子及其弟子所倡导的儒家学说为经世济民的大道，并尊封孔子为"大成至圣先师"与"万世师表"。他不仅受到中国人的崇敬，如今这位至圣先师的思想和学说，已经影响到世界各地，成为全人类的精神财富。

在人均寿命还不到30岁的春秋战国时代，一生经历坎坷、东奔西走的孔子却享年73岁，他绝对可以称得上是一位"养生大师"。在这里，我们将孔圣人作为"平和质"的代表人物。

中医学将"平和"视为健康，认为人体阴阳平和是健康的关键，一切疾病皆是阴阳不平和所致。《素问·生气通天论》中记载："阴平阳秘，精神乃治，阴阳离决，精气乃绝。"

《黄帝内经》对阴阳平和协调的关系，以"阴平阳秘，精神乃治"来表述。阴精宁静不耗，阳气固密不散，阴阳双方保持动态平衡，才能使人精神旺盛，生命活动正常。故李中梓《内经知要·阴阳》说："阴血平静于内，阳气秘密于外，阴能养精，阳能养神，精足神全，命之曰治。"若阴阳动态平衡被破坏，任何一方出现偏盛偏衰，即为病态。原文中以四季变化为喻作了形象说明，指出："两者不和，若春无秋，若冬无夏。"若发展到"阴阳离决"的地步，就会导致"精气乃绝"的严重后果，这就说明了阴阳之平衡与否，关系到人体之健康与疾病、生存与死亡。以孔子为代表的儒家学派，其核心的主张就是"中正和平"，孔子养生之道的精髓就是"养性"，他一贯倡导"修身""克己""仁者寿""大德必得其寿"，提出了道德修养与寿命长短的关系。

他认为"君子有三戒"："少之时，血气未足，戒之在色；及其壮也，血气方刚，戒之在斗；及其老也，血气即衰，戒之在得。"指出人在少年、壮年、老年3个生理阶段，各有所戒。这就是说，人在年轻的时候要注意劳逸适度，特别是在性生活上，不能贪欲，否则就会损害身体；人在血气方刚的时候，爱争强好胜，但应防止动辄打架斗殴、强力举重等；到了老年，更应注意心身不可过度劳累，即不可"贪得"，要把名利看淡一些，不要挖空心思去谋取个人利益。这是孔子"养性"的核心理论，注重平和。

孔子欣赏清心寡欲的心态，反对患得患失，提倡心胸坦荡、刚毅、坚强。他认为骄傲自大、游荡忘返和饮食荒淫这三种情绪有害于健康。他提出三种有益健康之事，即调节行为、道义之善、交好朋友。

孔子在《论语》中指出："知者乐，仁者寿。"他解释说，待人要宽厚大度，要有高尚的道德修养，这样的人能长寿。《中庸》中提出："大德必得其寿。"大德者，必德高望重，安心处世，光明磊落，性格豁达，人们平时说的"心底无私天地宽"也是这个意思。由于"无私"，所以终日心平气和。孔子说："君子坦荡荡，小人长戚戚。"由于宽厚待人，没有嫉贤妒能的忧虑，心里自然泰然自若。

孔子指出，人到了老年，自己的行为能把握得住，也能放得开，"从心所欲不逾矩"，进入了一个能解脱一切的状态，可以做到不为纷繁的世事困扰，能应变一切顺境、逆境，变得眼界高超，虚怀若谷。人若如此修德，则心无思欲，胸怀坦荡，而且人人重德，社会和谐，大家生活在畅心如意的环境里，益寿延年是可以做到的事。

孔子在饮食方面非常讲究。他"不时不食""食不厌精，脍不厌细"。他还注意饮食卫生，有"八不食"的习惯，即粮食陈旧发霉了不吃，鱼肉不新鲜了不吃，食物变色了不吃，食物变味了不吃，烹调不当不吃，佐料放得不妥的饭菜不吃，不是新鲜的菜蔬不吃，在市场上买来的酒和熟肉不吃，从而避免了因饮食不当而引起的各种疾病。孔子对饮酒也主张要适度，不暴饮。

在起居卫生方面，孔子也有一些有益的讲究。他提出"食不语，寝不言"及"席不正，不坐"等，强调睡觉、起坐的卫生。睡觉时"必有寝衣"，洗澡时"必有明衣"，坐着"狐络"做成的垫子，夏防潮冬保暖。

孔子推崇动静结合，刚柔相济的体育运动。孔子说："志于道，据于德，依于仁，游于艺。"他经常参加的活动有驾车、游泳、射箭、打猎、登山、钓鱼、弹琴等。孔子还擅长安步当车，周游列国。孔子钓鱼和射鸟并不是为取其物，而在于"游于艺"。

孔子把美妙的乐章比作鲜美的肉肴，听到一首好歌曲，可"三月不知肉味"。他经常随人学唱歌曲，并且经常自己唱歌，还把武舞列为教课内容。孔子善抚琴，他在弹琴时"神怀庄重，四体通泰，目光远大，壮志凌云"。孔子在咏歌击磬时，能将自己的精神与磬声融汇在一起，达到"物我两忘，物我同一"的境界。由此可见，孔子参加这些活动的目的在于陶冶情操，放松精神，锻炼身体。

由于孔子的人格高尚，目标远大，博大包容，安定泰和，且以克己修身、食行起居有道来养生，美食精细以颐年，他以自身的养生长寿经验给后人展示了一条长寿之路。

情志相胜疗法

平和质在心理特征方面表现为稳定的心理素质，包括坚定的意志、高尚的情操、良好的性格等，机体适应环境以及抵抗疾病的能力较强。历代医家都非常重视心性的修养，认为精神情志调摄是养生之本。

中医有一套独特的精神情志调摄方法，叫"情志相胜疗法"。

随着社会的不断发展，人们的生活节奏逐渐加快，工作压力不断增大，心身疾病、精神疾病等与心理社会因素密切相关的疾病已经成为危害人类健康的主要原因。目前，人们面临的诸多心理问题已远大于生理疾患的困扰，情志相胜疗法在心身疾病日益增多的今天，必将为人类的健康事业做出卓越的贡献。

中医学历来重视心理社会因素在疾病过程中的作用。中医学对心理疗法的研究已有数千年的历史，早在两千多年前的《黄帝内经》就已初步奠定了中医心理疗法的理论基础。《黄帝内经》对中医心理疗法的研究涉及多方面，包括对中医心理概念的认识、中医心理疗法的发展、中医心理治疗的方法与原则等。中医常用心理疗法主要有情志相胜疗法、劝说开导法、激情疗法、顺情从欲法、暗示解惑法和移情易性法等。经统计，中医心理治疗方法中运用最多的是情志相胜疗法，达到19.67%。

情志相胜疗法，又称以情胜情疗法，是指在中医阴阳五行学说及情志相胜等理论指导下，医生有意识地运用一种或多种情志刺激，以制约、消除患者的病态情志，从而治疗由情志所引起的某些心身疾病的一种心理疗法。

常用的具体方法有"怒胜思""思胜恐""恐胜喜""喜胜悲忧""悲胜怒"等。中医对情志相胜疗法的认识可追溯到《黄帝内经》的成书年代，数千年来历年医家不断提高了对情志相胜疗法的认识，并且根据自己的医疗实践，积累了许多优秀的医案。

《吕氏春秋》载："大喜、大怒、大忧、大恐、大哀，五者接神则生害矣。"其不仅提到了情志太过会导致疾病，而且《吕氏春秋·至忠》载有文挚以"怒胜思"治愈齐王的医案，这是中国古代情志相胜疗法的最早记录。

战国时代的齐闵王患了忧郁症，请宋国名医文挚来诊治。文挚详细诊断后对太子说："齐王的病只有用激怒的方法来理疗才能治好，如果我激怒了齐王，他肯定要把我杀死的。"太子听了恳求道："只要能治好父王的病，我和母后一定保证你的生命安全。"文挚推辞不过，只得应允。当即与齐王约好看病的时间，结果第一次文挚没有来，又约第二次，第二次没来又约第三次。第三次同样失约，齐王见文挚恭请不到，连续三次失约，非常恼怒，痛骂不止。过了几天文挚突然来了，连礼也不行，鞋也不脱，就上到齐王的床铺上问疾看病，并且粗话野话激怒齐王，齐王实在忍耐不住了，便起身大骂文挚，一怒一骂，郁闷一泻，齐王的忧郁症也好了。

齐闵王病好后，不能谅解文挚对自己的无礼，也不听太子和王后的百般解释，最终还是把文挚投入鼎中活活煮死。文挚的惨死，成为古代医学史上第一个以身殉职的悲壮事件，但文挚根据中医情志治病的"怒胜思"的原则，采用激怒患者的治疗手段治愈疾病的案例，给中医史上留下了一个心理疗法的典型范例。

文挚所采取的治疗方法，就属于中医的"情志相胜疗法"，齐闵王忧郁过度而伤脾土，针对这一病因，文挚采用"以下犯上"的办法激怒齐闵王，怒属肝木，肝木能胜脾土。这种做法，金元名医张子和称之为"以污辱欺罔之言触之"的激怒疗法。

无独有偶，神医华佗也用过此法治愈郡守的顽疾，这也是情志相胜疗法在运用中的典范。

据《三国志》记载，有一位郡守找华佗看病，当华佗到他家后，并没有仔细为他诊病，却要了许多财物，带搭不理地没呆多久就走了，临行还留下一封信。当太守打开这封信看后，愤怒已极，原来信中全是咒骂他的话，太守怒发冲冠，命人前去"追捉杀佗"。此举被他的儿子知道了，连忙加以阻拦，郡守愈加愤怒，随之吐黑血数升而愈。

其实，华佗给郡守看病，发现他是由于思虑过度，脾受其害而得病。脾属土，受肝的制约，肝属木，肝志为怒，华佗企图用大怒去制约郡守思虑过度的病症，以木克土，因此给郡守写了那封信，以激怒郡守，郡守果真大怒，那么也就达到了"以木克土"的目的，所以郡守的病被治好了。

"情志相胜疗法"的发展甚至在一些文学作品中都有反映，如吴敬梓的《儒林外史》中记述的《范进中举》："清人范进连年不中，至年迈中了举人，大喜伤心而发生癫狂之病，连叫'我中了'。因他平时最惧怕他的岳父胡屠夫，他岳父打了他一个嘴巴，并狠狠地骂道：'该死的畜生，你中了什么？那报录的话是哄骗你的！'结果范进昏倒于地，醒后疯病却除。"这就是运用"恐胜喜"原则的例子。

"情志"是对七情五志的简称，相当于现代心理学中的情绪、情感。古代的七情学说有几种，中医所说的"七情"指喜、怒、忧、思、悲、恐、惊七种情绪。在五行学说的影响下，《黄帝内经》将七情归纳为喜、怒、悲、思、恐"五志"。情志相胜疗法，就是根据五行相克的理论，利用一种或多种情绪去调节、控制、克服另外一种或多种不良情绪的心理疗法。

《黄帝内经》将喜归心而属火，悲（忧）归肺而属金，怒归肝而属木，思归脾而属土，恐（惊）归肾而属水。《黄帝内经》指出：金克木，怒伤肝，悲胜怒；木克土，思伤脾，怒胜思；土克水，恐伤肾，思胜恐；水克火，喜伤心，恐胜喜；火克金，悲伤肺，喜胜悲。

怒胜思

思维与情绪的关系非常密切，故古代医家把"思"列为七情之一。思伤脾，思虑过度可令人神疲、懒言、失眠、健忘、心悸、不思饮食、腹胀等。木克土，故可以利用愤怒情绪来克制过度思虑。《儒门事亲》有"一富家妇女，伤思虑过甚，二年不寐"，张子和采用"多取其财，饮酒数日不处法而去"的方法来故意激怒患者，结果"其人大怒汗出，是夜困眠"。《续名医类案》载韩世良治疗一位"思母成疾"的女患者时，叫"女巫"告诉患者，她母亲因女儿之命相克而死，在阴间准备报克命之仇，患者听后大怒，骂道："我出母病，母反害我，我何思之！"痛恨、怒骂亡母之后，女患者"病果愈"。

思胜恐

恐伤肾，过度恐惧可令人惶惶不安、提心吊胆、二便失禁、遗精、腰膝酸软等。土克水，故可以采用说理开导等方法，使患者神志清醒，思维正常，理智地分析产生恐惧的原因，逐渐克服恐惧情绪。

《续名医类案》记载卢不远治沈君鱼：沈君鱼终日畏死，抽签算卦，信神磕头，投遍名医而不效。一日就诊，卢为之立方用药，导喻千万言，又教参禅入静，内忘思虑而痊愈。这是一个药物加心理治疗多疑妄想患者痊愈的病例。《儒门事亲》记载，卫德新之妻，夜间因遇盗贼惊吓坠于床下，遂惧怕声响，甚至听到家人的脚步声都会"惊倒不知人"，张子和思考再三，乃命二侍女将患者两手按在高椅上，在其面前置一竹几，用木棍反复敲击。病妇开始听到敲击声胆战心惊，连续敲击后，便习以为常，因而治愈此恐惧症。

恐胜喜

喜伤心，过度喜悦、高兴可令人心气涣散，神思恍惚，健忘，嬉笑不休等。水克火，故可以利用恐惧情绪来克制过度喜悦的情绪。

《续名医类案》载，李其性的父亲因儿子考中进士等喜事而患笑病，日夜大笑不止十余年。太医叫李的家人假称其子已死，患者听说儿子死了，"恸绝几殒。如是者十日，病渐瘳"。《洄溪医书》载，徐大椿治疗一位"大喜伤心"的新中状元，恐吓病人患了不治之症，后来因其恐惧其病获愈。

喜胜忧

悲忧伤肺，悲痛、忧愁可令人形容憔悴，悲观失望，沮丧，厌世，长吁短叹，咳嗽气喘，生痰生瘀，毛发枯萎等。火克金，故愉快，喜悦的情绪可以驱散忧愁苦闷的情绪。《儒门事亲》载，息城司侯听说父亲死了"乃大悲哭之"，胸口疼痛，张子和模仿巫医的滑稽动作，又说又唱又跳，令患者"大笑不忍"而治愈。《医苑典故趣谈》载，清朝一位巡抚郁郁寡欢，家人请来名医为其治病，名医沉思良久，诊断说巡抚患了"月经不调"，巡抚认为这个诊断荒唐可笑，一想起名医的诊断就大笑不止，于是心情逐渐好转。

悲胜怒

怒伤肝，愤怒情绪可令人冲动，打人毁物，烦躁，面红耳赤，头晕目眩，吐血，昏厥等。金克木，故悲痛、忧愁情绪可以控制、克服愤怒情绪。《景岳全书》载，两个女人发生口角后，燕姬"叫跳撒赖"，大怒装死。张景岳对装死的燕姬说，要对她进行令人痛苦且有损容貌的火灸，燕姬感到悲伤，便结束了"气厥若死"的装病行为。

《筠斋漫录》载，杨贲亨治一贵人，患内障（眼疾），性暴多怒，时时持镜自照，计日责效，屡医不愈，召杨诊之。杨曰：目疾可自愈，第服药过多，毒已下注左股，且夕间当暴发。即采取令患者悲其腿而忘怒的方法，诱使病人产生悲伤的情绪，有效地抑制过怒的病态心理，这是以悲胜怒的典型案例。

平和体质的个体，由于其脏腑阴阳气血趋于均衡稳定，一般表现为精神愉悦、乐观开朗，但心理状态、情志反应与内外环境的多种因素有关，精神刺激和情志变化是不可避免的，合理地使用情志相胜疗法，调摄精神，可以及时调摄不良情绪，增进健康，防止出现平和质偏颇和病理体质。

除以上原则外，还应该运用以下五点。

1. 节制法

"节制法"是调和、节制情感，和畅性情，防止七情过极，达到心理平衡的精神调摄方法。情欲为人的情感和需要，七情六欲，人皆有之。如能适当克制可以养生，如果放纵会积久而引起体质偏颇，也可导致疾病，使正常体质向病理体质演化，因此要加强修养，豁达开朗，节制情欲。

2. 疏泄法

"疏泄法"是宣达、发泄不良情绪，以防止情感过度压抑，恢复心理平衡，消除不良情绪的方法。例如：痛痛快快地大哭一场，无拘无束的喊叫一阵，或者找朋友、亲属等人倾诉苦衷，把自己心中的苦闷写在自己的日记中等。

3. 转移法

通过一定方式积极避开刺激源以转变情感投向，改变人们对不良情绪的注意力，使苦闷得以解脱的方法，称之为"转移法"。以顽强的意志、理性战胜情欲之惑，做到淡然少欲，或变换环境，参观旅游以陶冶身心。

4. 移情易性法

"移情易性法"是变易人的情志的方法。移情，即排遣情思，改变情绪的指向性；易性，即改易心志，排除内心杂念和抑郁，改变其不良情绪的习惯。《临证指南医案·卷六》华岫云按："情志之郁，忧郁隐情曲意不伸……郁症全在病者能移情易性。"具体的排遣方法，如通过琴棋书画陶冶性情，振奋精神，调节心理。根据不同人的心理、环境和条件，有针对性地采取不同措施，灵活运用，舒调情志，颐养神机。

5. 运动移情法

"运动移情法"是通过运动以变易人的情志的方法。各种不同的运动方式，如打球、爬山、跑步、散步、太极拳、太极剑等，均能疏通气机、和畅气血，化解或发泄不良情绪，使人情绪高涨，以保持心情愉快、精神饱满。

站桩功法——陈氏太极培根功

功法讲解

1.早晨面向东面（朝阳），晚上面向北面（北极星），下午不能面向西方。

2.右手大拇指和小指微微相合，立掌，掌尖与鼻尖相齐，距离鼻尖8寸（约24cm）。

3.左手四指撮拢，中指外突，置于后腰部（尾骨上部）。

4.身体正直，两肩放松。

5.两脚分开与肩同宽，微微下蹲，臀部位置不低于膝盖。

6.两目前视，眼睛似睁非睁，似合非合。

7.舌抵上腭，不出声音默念："啊ā——哂xī——嘘xū——吹chuī。"配合"呼——吸——呼——吸"（图1）。

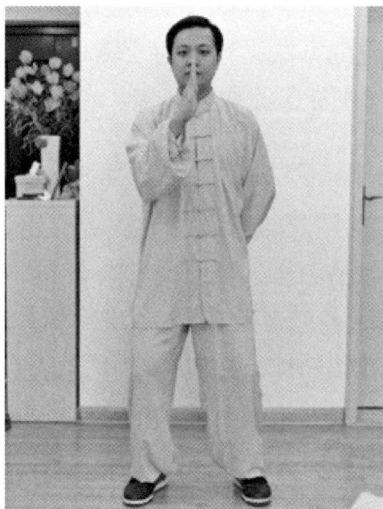

图1　平和质心身养生站桩功法示范图

功法要点

1.选择练功环境宜优雅、安静、舒适，温度适宜，最好在草地或泥地上，周边有树或河流湖泊。

2.站桩前请先进行放松功法练习。

3.站桩过程中要做到意念集中，思想清静，抛弃一切思想杂念。

4.吸气时，提肛，五趾抓地，舌抵上腭，意念大自然之精华慢慢向上托起，托过头顶百会穴。呼气时，全身放松，气沉丹田（肚脐以下3寸处，又名"关元"穴），意念大自然精华之气往下沉至丹田，然后储备起来。

5.两肩放松，屈膝松胯，注意不要挑肩、架肘、撅臀。

6.不要过于下蹲，宜量力而行，时间因个人体力而异，每次短则3分钟，长可达0.5～1小时。

功法效果

1.刚开始第一天可以感觉到，从丹田发出一股热流往下去走至膝盖，腿脚出现发沉、弹抖、发热等都是很好的现象。

2.站桩时如果觉得头脑清醒，矢气增多，这就是清气上升，浊气下降的表现，是非常好的现象。

3.每天至少坚持30分钟，第二、第三天感觉小腿发沉，第四、第五天感觉脚底发沉，第七天清气上升至头顶百会穴，浊气下降至足底涌泉穴。

4.最终能感觉到上虚下实，即丹田以上非常虚灵，两脚跟非常稳固，这便是最好的效果。

养生原理

平和质通常为健康的体质状态，但有些慢性病稳定期的人仍可能为平和质。所谓平和就是阴阳平衡，但有些人可能是一种低水平的阴阳平衡，仍有向亚健康体质转化的倾向，故仍注意保养。

所谓"陈氏太极培根功"即习练陈氏太极拳之前培养根基的站桩功法，主要作用于人体的任督二脉。这也是九种体质共同的站桩基本功法。

任督二脉

1. 任脉的循行及分支（图2）

（1）循行部位

任脉起于胞中，下出于会阴，经阴阜，沿腹部正中线上行，经咽喉部（天突穴），到达下唇内，左右分行，环绕口唇，交会于督脉之龈交穴，再分别通过鼻翼两旁，上至眼眶下（承泣穴），交于足阳明经。

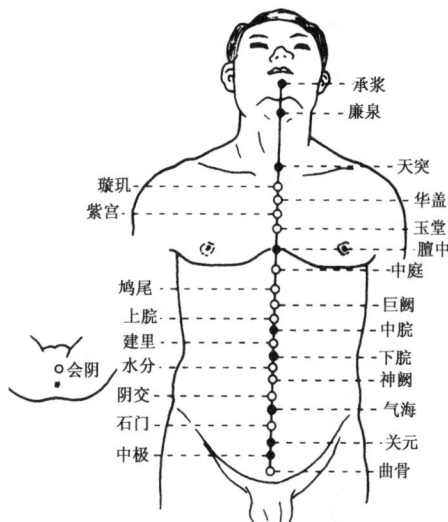

图2 任脉循行示意图

（2）分支

由胞中贯脊，向上循行于背部。

2.督脉的循行及分支（图3）

（1）循行部位

督脉起于小腹内，下出会
阴，向后至尾骶部的长强穴，
沿脊柱上行，经项部至风府
穴，进入脑内，属脑，沿头部
正中线，上至颠顶的百会穴，
经前额下行鼻柱至鼻尖的素髎
穴，过人中，至上齿正中的龈
交穴。

（2）分支

第一支，与冲、任二脉
同起于胞中，出于会阴部，在

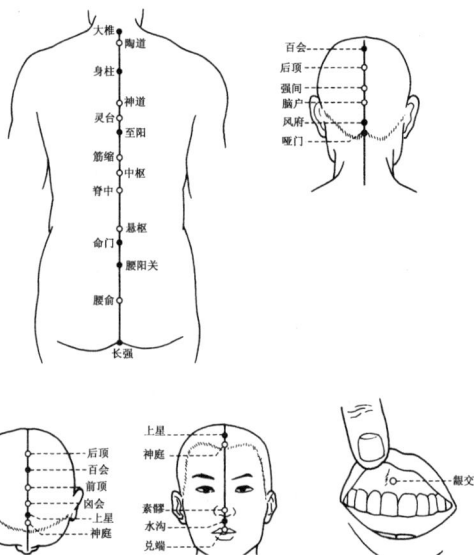

图3 督脉循行示意图

尾骨端与足少阴肾经、足太阳膀胱经的脉气会合，贯脊，属肾。第二支，从
小腹直上贯脐，向上贯心，至咽喉与冲、任二脉相会合，到下颌部，环绕口
唇，至两目下中央。第三支，与足太阳膀胱经同起子眼内角，上行至前额，
于颠顶交会，入络于脑，再别出下项，沿肩胛骨内，脊柱两旁，到达腰中，
进入脊柱两侧的肌肉，与肾脏相联络。

中医学认为，任督二脉原属于奇经八脉，因具有明确穴位，医家将其与
十二正经合称十四经脉。

任脉在人体的前面，属阴；督脉在人体的后背，属阳。此源于人类在直
立行走之前，背部向阳，故而区分阴阳之所在。

任脉主导人体手足六阴经，"任"有担任、任养之意，任脉与全身所有
阴经相连，凡精、血、津、液均由其主管，故有"阴脉之海"的称谓。

督脉主导手足六阳经，"督"有总督、总揽之意，督脉总督一身的阳
脉，具有调节阳经气血的作用，故有"阳脉之海"的称谓。

当人体十二经脉气血充盈，就会流溢到任督二脉，任督二脉气机旺盛，

则会循环作用于十二条经脉，所以"任督通则百脉皆通"。

简单来说，任脉主血（阴），督脉主气（阳），为人体经络主脉。任督二脉若通，则八脉通，八脉通，则百脉通，进而能改善体质，强筋健骨，促进循环。

陈氏太极培根功要求右手在前，意在疏通任脉，左手在后，意在疏通督脉。右手掌尖对准鼻尖意在固卫人中，左手置于后腰部意在保护命门。

人中穴，又名水沟穴，位于人体的面部，当人中沟的上1/3与中1/3交点处，为急救昏厥要穴。主治癫狂痫，中风昏迷，小儿惊风，面肿，腰背强痛等症。人们日常如果中暑，昏厥，通过掐人中穴可以起到急救的作用。

清代著名医家陈修园在《医学三字经》的附录中对人中穴的解释为："人之鼻下口上水沟穴，一名人中，取居身乎天地中之义也。天气通于鼻，地气通于口。天食人以五气，鼻受之；地食人以五味，口受之；穴居其中，故名为人中。"

还有一种解释，因为人有七窍，人中在七窍之中，眼、鼻、耳为双，属阴，前后阴、口为单数，属阳。如同泰卦（图4），泰卦上面是三个阴爻，共六条小横，泰卦下面是三个阳爻，象征三个窍。人中穴位于三阴与三阳中间，泰卦的中间，故为人中。其实人中也是任督二脉交汇处，作用就是调节阴阳运动和交融，协调阴阳。所以，在昏迷时掐人中，能使人清醒，就是这个道理。

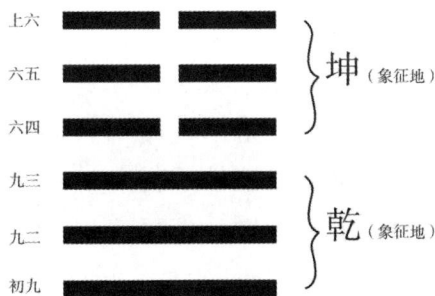

上六		
六五		坤（象征地）
六四		
九三		
九二		乾（象征地）
初九		

图4　泰卦图

命门穴，位于腰部，当后正中线上，第2腰椎棘突下凹陷中。主治虚损腰痛，脊强反折，遗尿，尿频，泄泻，遗精，白浊，阳痿，早泄，赤白带下，胎屡坠，五劳七伤，头晕耳鸣，癫痫，惊恐，手足逆冷。

命门，命，人之根本，门，出入的门户。命门为人体的生命之本，命门内含有真阳（真火）、真阴（真水），五脏六腑以及整个人体的生命活动都由它激发和主持。

通过练习站桩功，主要可以贯通三个穴位——百会、关元和涌泉。这三个穴位在中医治病养生中都发挥着极为关键的作用。

百会，位于头部，当前发际正中直上5寸，或两耳尖连线中点处，穴居颠顶，联系脑部（图5）。可见，百会穴与脑密切联系，是调节大脑功能的要穴。百脉之会，贯达全身。头为诸阳之会，百脉之宗，而百会穴则为各经脉气会聚之处。穴性属阳，又于阳中寓阴，故能通达阴阳脉络，连贯周身经穴，对于调节机体的阴阳平衡起着重要的作用。主治头痛，昏厥，耳鸣，鼻塞，眩晕，癫狂，阴挺，脱肛，痔疮，中风失语等。

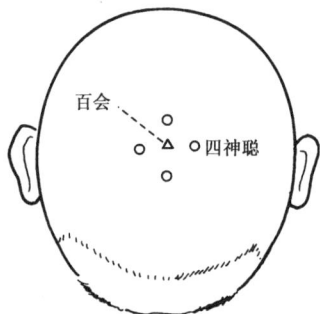

图5　百会穴位图

关元，位于下腹部，前正中线上，当脐中下3寸（图6）。取穴时，可采用仰卧的姿势，关元穴位于下腹部，前正中线上，从肚脐到耻骨上方画一线，将此线五等分，从肚脐往下五分之三处，即是此穴。主治中风脱证，肾虚气喘，遗精，阳痿，疝气，遗尿，淋浊，尿频，尿闭，尿血，月经不调，痛经，经闭，带下，崩漏，腹痛，泄泻，痢疾，尿路感染，功能性子宫出血，子宫脱垂，神经衰弱，晕厥，休克等，并有强壮作用。

涌泉，位于人体的足底部，卷足时足前部凹陷处，约当第2、3趾趾缝纹头端与足跟连线的前1/3与后2/3交点上（图7）。涌泉为全身腧穴的最下部，乃是肾经的首穴。我国

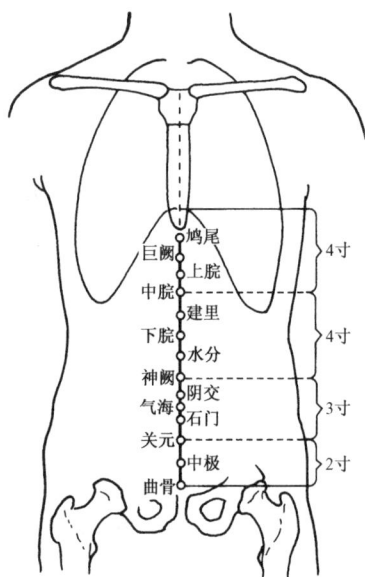

图6　关元穴位图

现存最早的医学著作《黄帝内经》中说："肾出于涌泉，涌泉者足心也。"意思是说：肾经之气犹如源泉之水，来源于足下，涌出灌溉周身四肢各处。所以，涌泉穴在人体养生、防病、治病、保健等各个方面都显示出它的重要作用。

通过百会吸取天气之精华，通过涌泉吸取地气之精华，将此二者之精贮存于关元穴，即丹田之内。这与道家修炼"内丹"极为相似。所谓"内丹"，是以人体喻炉鼎，精、气为药物，以神运精气，通过意念修炼而结丹药者，亦称"圣胎"。

通过习练站桩功，加强百会、涌泉、关元穴

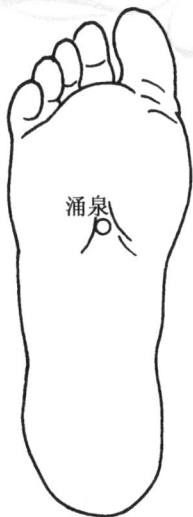

图7 涌泉穴位图

的功能，打通任督二脉，就能达到改善体质，增强体能，抵抗疾病，延年益寿的功效。

膏方调理法

平和质属于健康的体质类型，一般不需要服用膏方。即使是冬令进补，也主要以饮食进补为主，但仍要注意饮食有节，劳逸结合，生活规律，坚持锻炼。平和质可根据四季变化与人体养生规律，适当进补。

春季养生——疏肝柔润膏

【药物组成】

1.中药煎剂

当归100g，炒白芍100g，生地黄100g，川芎30g，制何首乌120g，枸杞子100g，生麦芽100g，茵陈120g，茯苓100g，炒白术100g，百合100g，制香附120g，佛手片60g，薄荷30g（后下）。

2.胶类药

龟甲胶120g，鹿角胶30g，阿胶50g。

3.调味药

生姜汁100mL，蜂蜜100g，冰糖100g。

4.药物加减方法

睡眠欠佳者，加百合至200g，另加首乌藤200g；食纳欠馨者，加生山楂100g，炒谷芽200g；便秘者，加火麻仁120g，肉苁蓉100g。

【制备方法】

1.中药饮片（除薄荷外）入冷水在砂锅中浸泡约1小时，煎煮，先用武火煮开，再用文火煮30分钟，煎出药汁约300mL，倒出。

2.将药渣添冷水继续煎煮，先用武火煮开，再用文火煮15分钟，煎出药汁约300mL，倒入第一次的药汁中。

3.同上煎煮法煎煮第三次烧开时，放入薄荷，再用文火煎煮15分钟，煎出药汁约300mL，倒入前两次的药汁中。

4.把阿胶、龟甲胶、鹿角胶放入黄酒浸泡去腥，待膏溶胀后，倒入煮好的清药汁中。

5.煎煮浓缩药汁，沉淀，离火待用。

6.将生姜汁、蜂蜜、冰糖冲入浓缩药汁，用文火煎熬，不停搅拌，熬至黏稠状。

7.离火，自然冷却。用洁净干燥的搪瓷罐、瓷罐、砂锅存放于冰箱，若用砂锅存放，砂锅底最好抹一层麻油。

此为1个月左右的膏滋量。

【服用方法】

温水兑服，一次1匙（每匙15mL），第1周早饭前空腹服用1次，从第2周起早饭前、晚睡前各服用1次。

【功效】

养血柔肝，滋阴健脾。

【适用人群】

尤其适用于肝之阴血不足、脾气不健、精力不足的人群。

注意事项

服本方期间忌服鸡血、鸭血等血制品；忌服辛辣刺激、油腻、生冷等不易消化食物。

感冒、发热、腹泻等急性病患者忌服；孕妇忌服。

夏季养生——清暑益气膏

【药物组成】

1.中药煎剂

西洋参60g，麦冬120g，五味子30g，生地黄100g，荷叶60g，玉竹100g，石斛100g，滑石100g，生甘草30g，茯苓100g，白芷30g，藿香100g，佩兰100g，薄荷30g（后下）。

2.胶类药

龟甲胶120g，阿胶80g。

3.调味药

西瓜汁100mL，蜂蜜100g，冰糖100g。

4.药物加减方法

睡眠欠佳者，加百合200g，首乌藤200g；食纳欠馨者，加生山楂100g，炒谷芽200g；便秘者，加火麻仁120g，决明子150g。

【制备方法】

1.中药饮片（除薄荷外）入冷水在砂锅中浸泡约1小时，煎煮，先用武火煮开，再用文火煮30分钟，煎出药汁约300mL倒出。

2.将药渣添冷水继续煎煮，先用武火煮开，再用文火煮15分钟，煎出药汁约300mL，倒入第一次的药汁中。

3.同上煎煮法煎煮第三次烧开时，放入薄荷，再用文火煎煮15分钟，煎出药汁约300mL，倒入前两次的药汁中。

4.把阿胶、龟甲胶放入黄酒浸泡去腥，待膏溶胀后，倒入煮好的清药汁中。

5.煎煮浓缩药汁，沉淀，离火待用。

6.将西瓜汁、蜂蜜、冰糖冲入浓缩药汁，用文火煎熬，不停搅拌，熬至黏稠状。

7.离火，自然冷却。用洁净干燥的搪瓷罐、瓷罐、砂锅存放于冰箱，若用砂锅存放，砂锅底最好抹一层麻油。

此为1个月左右的膏滋量。

【服用方法】

温水兑服，一次1匙（每匙15mL），第1周早饭前空腹服用1次，从第2周起早饭前、晚睡前各服用1次。

【功效】

清暑利湿，益气养阴。

【适用人群】

尤其适用于气阴不足，湿热内蕴，高温作业的人群。

注意事项

服本方期间忌服萝卜、辛辣刺激、油腻、生冷等不易消化食物。
感冒、发热、腹泻等急性病患者忌服；孕妇忌服。

秋季养生——滋阴润燥膏

【药物组成】

1.中药煎剂

北沙参100g，麦冬100g，生地黄100g，玄参100g，桔梗60g，枸杞子100g，佛手片60g，香橼100g，杏仁100g，炒白芍100g，炙甘草30g，百合150g，桑叶100g，白菊花30g。

2.胶类药

龟甲胶120g，阿胶80g。

3.调味药

梨汁100mL，蜂蜜100g，冰糖100g。

4.药物加减方法

睡眠欠佳者，加百合至200g，另加首乌藤200g；食纳欠馨者，加山楂100g，炒谷芽200g；便秘者，加火麻仁120g，决明子150g。

【制备方法】

1.中药饮片入冷水在砂锅中浸泡约1小时，煎煮，先用武火煮开，再用文火煮30分钟，煎出药汁约300mL，倒出。

2.将药渣添冷水继续煎煮，先用武火煮开，再用文火煮15分钟，煎出药汁约300mL，倒入第一次的药汁中。

3.同上煎煮法煎煮第三次烧开时，再用文火煎煮15分钟，煎出药汁约300ML，倒入前两次的药汁中。

4.把阿胶、龟甲胶放入黄酒浸泡去腥，待膏溶胀后，倒入煮好的清药汁中。

5.煎煮浓缩药汁，沉淀，离火待用。

6.将梨汁、蜂蜜、冰糖冲入浓缩药汁，用文火煎熬，不停搅拌，熬至黏稠状。

7.离火，自然冷却。用洁净干燥的搪瓷罐、瓷罐、砂锅存放于冰箱，若用砂锅存放，砂锅底最好抹一层麻油。

此为1个月左右的膏滋量。

【服用方法】

温水兑服，一次1匙（每匙15mL），第1周早饭前空腹服用1次，从第2周起早饭前、晚睡前各服用1次。

【功效】

养阴清肺，润燥止咳。

【适用人群】

尤其适用于肺阴不足，干咳少痰或无痰的人群。

服本方期间忌服辛辣刺激、油腻、生冷等不易消化食物；

感冒、发热、腹泻等急性病患者忌服；孕妇忌服。

冬季养生——益精固本膏

【药物组成】

1.中药煎剂

熟地黄100g，怀山药100g，山茱萸100g，牡丹皮100g，茯苓100g，枸杞子100g，淫羊藿120g，泽泻100g，制何首乌120g，炒白术100g，杜仲100g，桑寄生150g，砂仁30g（后下），肉桂30g（后下）。

2.胶类药

龟甲胶120g，鹿角胶30g，阿胶50g。

3.调味药

生姜汁100mL，蜂蜜100g，冰糖100g。

4.药物加减方法

睡眠欠佳者，加百合200g，首乌藤200g；食纳欠馨者，加生山楂100g，炒谷芽200g；便秘者，加火麻仁120g，肉苁蓉100g。

【制备方法】

1.中药饮片（除砂仁、肉桂外）入冷水在砂锅中浸泡约1小时，煎煮，先用武火煮开，再用文火煮30分钟，煎出药汁约300mL，倒出。

2.将药渣添冷水继续煎煮，先用武火煮开，再用文火煮15分钟，煎出药汁约300mL，倒入第一次的药汁中。

3.同上煎煮法煎煮第三次烧开时，放入砂仁、肉桂，再用文火煎煮15分钟，煎出药汁约300mL，倒入前两次的药汁中。

4.把阿胶、龟甲胶、鹿角胶放入黄酒浸泡去腥，待膏溶胀后，倒入煮好的清药汁中。

5.煎煮浓缩药汁，沉淀，离火待用。

6.将生姜汁、蜂蜜、冰糖冲入浓缩药汁，用文火煎熬，不停搅拌，熬至黏稠状。

7.离火，自然冷却。用洁净干燥的搪瓷罐、瓷罐、砂锅存放于冰箱，若用砂锅存放，砂锅底最好抹一层麻油。

此为1个月左右的膏滋量。

【服用方法】

温水兑服，一次1匙（每匙15mL），第1周早饭前空腹服用1次，从第2周起早饭前、晚睡前各服用1次。

【功效】

补益精血，固本培元。

【适用人群】

尤其适用于肾精不足，精力欠佳，性生活质量不高的人群。

注意事项

服本方期间忌服鸡血、鸭血等血制品；忌服辛辣刺激、油腻、生冷等不易消化食物。

感冒、发热、腹泻等急性病患者忌服；孕妇忌服。

起居饮食生活心法

《素问·宝命全形论》指出："人以天地之气生，四时之法成。"说明四时气候的变化、季节的交替，对人体的生理功能会产生一定影响，如人体内部的阴阳消长、脏腑活动及气血流注状况等，所以平和质人群应根据春温、夏热、秋凉、冬寒的自然界阴阳变化规律，调摄起居饮食，以维持体质平和，促进健康，防止疾病的发生。

饮食方面，平和质的人应力求五味调和，不可偏嗜。五味各有所归之脏，兼有寒热之性，欲使人体阴阳平衡、气血充盛、脏腑协调，必须均衡地摄入五味。

穴位保健法——平和质穴位按摩

《黄帝内经》认为女子"五七"（35岁）、男子"五八"（40岁）是人体由盛转衰的时期。女子"五七，阳明脉衰，面始焦，发始堕"，男子"五八，肾气衰，发堕齿槁"。

所以，平和质在按摩时，经络穴位的选择重点在足阳明胃经的足三里、手阳明经的合谷，以及肝、脾、肾三条阴经交汇处的三阴交等穴位。

一、足三里

位置：位于人体小腿前外侧，当外膝眼（犊鼻穴）下3寸，距胫骨前缘一横指（中指）。

经属：足阳明胃经。

操作：用拇指按揉双侧足三里穴至穴位有酸胀感为度，每次按揉5～10分钟，每日1次；也可用温和灸法灸双侧足三里穴，艾条距离皮肤约2cm，以皮肤感到温热舒适为度，每侧灸5分钟，隔日1次。长期如此可平补气血，增强体质。

说明：《扁鹊心书》上说："人于无病时，常灸关元、气海、命门、足三里，虽未得长生，亦可保有年寿也。"还有人说："常揉足三里，魅力跟定你。"在中国古代，女人生完孩子坐月子时，能够每天吃上一只老母鸡，那绝对是最好的滋补，因为老母鸡富含了人体所需要的全部营养成分。不过，在几千年对疾病的摸索与治疗的过程中，人们发现按揉足三里跟吃老母鸡有相同的功效，而且还不上火。因此民间一直有"常按足三里，胜吃老母鸡"的说法。

足三里究竟因何魅力，赢得如此美誉呢？

足三里可以调理脾胃、补中益气、通经活络、疏风化湿、扶正祛邪。在消化系统方面，按揉足三里可以提高多种消化酶的活力，增进食欲，帮助消化；在神经系统方面，可促进脑细胞功能的恢复，提高大脑皮质细胞的工作能力；在循环系统、血液系统方面，可以改善心功能，调节心律，增加红细胞、白细胞、血红蛋白以及调节血糖；在内分泌系统方面，对垂体肾上腺皮质系统功能有双向性良性调节作用，提高机体防御疾病的能力。

足三里还能治疗消化系统的常见病，如胃十二指肠球部溃疡、急性胃炎、胃下垂等，对于呕吐、呃逆、嗳气、肠炎、痢疾、便秘、肝炎、胆囊炎、胆结石、肾结石绞痛以及糖尿病、高血压等。

足三里具有气血双补的功能，能够提高人体的免疫力。所以，从古至今足三里都被作为保健的要穴。足三里穴是胃经的合穴，是胃经经气的必经之处，它有推动脾胃生化全身气血的功效，这也是民间流传"常按足三里，胜吃老母鸡"的缘由。经常刺激它，能使人皮肤白嫩，气血充盈。

二、合谷

位置：位于手背，第1、2掌骨间，当第2掌骨桡侧的中点处。以其中一手的拇指指骨关节横纹，放在另一手拇、食指之间的指蹼缘上，大拇指尖下是此穴。

经属：手阳明大肠经。

操作：用拇指端按揉1～3分钟。孕妇慎用，可能导致流产。

说明：《四总穴歌》说"面口合谷收"，就是说合谷穴具有治疗面部病症的作用，因为合谷穴可疏通局部经络气血。合谷穴是手阳明大肠经原气汇聚的重要穴位，主治头痛、感冒、目赤痛、鼻炎、鼻衄、齿痛、臂痛、咽喉肿痛、中风、口眼歪斜、无汗、多汗、便秘、经闭等。

由于合谷穴作用显著，取穴和操作方便，适应范围广泛，故被历代医家推崇为"广谱良药"。曾有个针灸医师因为善于利用合谷穴为人治病，而被称为"合谷大夫"。据统计，仅文献报道合谷穴就对90多种疾病有显著疗效，所以合谷穴成了大夫们的"拿手灵药"。对于普通人来说，按摩合谷穴对自己也有极大的好处，科学院终身教授祝总骧所发明的"312"经络锻炼法所选定的三个穴位就是合谷、内关、足三里。

但在利用合谷穴防病治病的时候，我们应该注意，孕妇不宜刺激合谷穴，以免因行气动血而流产。

三、三阴交

位置：位于小腿内侧，当足内踝尖上3寸，胫骨内侧缘后方。即小腿内侧，足内踝尖上四横指，胫骨内侧面。

经属：足太阴脾经、足厥阴肝、足少阴肾之交会。

操作：用拇指端按揉1～3分钟。孕妇慎用，可能导致流产。

说明：三阴交被称为女人的穴位，因为三阴交可以帮助女性维持年轻态，延缓更年期，保持女人的魅力。

三阴交是脾、肝、肾三条经络相交汇的穴位，其中脾化生气血、统摄血液，肝藏血，肾精生气血。对女性来说，只要气血足，月经先期、月经后期、月经先后无定期、不来月经等月经不调的疾病都会消失。而女人脸上长斑、痘、皱纹大都与月经不调有关，按摩此穴就能调理月经、祛斑、祛痘、去皱。

另外，三阴交是脾经的要穴。脾最大的功能之一是能够运化人体的水湿浊毒。皮肤之所以过敏、湿疹、荨麻疹、皮炎等毛病，很多都与体内的湿气、浊气、毒素在捣乱有关。坚持按揉三阴交，可清除此类，皮肤就能恢复光洁细腻，干净无瑕了。

其实，三阴交并非女性保健的专利，男性也可以经常使用此穴保养身体。性功能障碍、前列腺增生等男科病症按照中医辨证多属脾、肝、肾的问题，三阴交是一个大补穴，能补气补血，调节脾、肝、肾，并能改善前列腺功能，提高生活质量。

心身疗愈法

平和质情绪表现为比较稳定，情绪适度。这种体质的情志养生，可以用正念朗读颐养心身，防患于未然。

南宋诗人陆游《山村经行因施药》一诗中叙述了他用诗为老人治疗头风病的过程。

山村经行因施药

儿扶一老候溪边，来告头风久未瘥。

不用更求芎芷辈，吾诗读罢自醒然。

在美国有诗歌疗法学会，心理治疗师主要用诗歌疗法帮助来访者。所谓的"正念朗读"就是把"正念"和"朗读"艺术结合用于身心疗愈中。

先说"正念"，正念是一种有意地、不加评判地对当下的注意。在朗读中留意一下你还专注吗？你对声音有好恶吗？对发生的身心变化可以不评判吗？

再说呼吸，"正念朗读"中非常注重呼吸运气，《素问·上古天真论》中说："恬惔虚无，真气从之。""呼吸精气，独立守神。"基本姿势如下两脚同肩同宽，自然站立，可以轻轻晃动身体以便全身放松，同时让心归零，把手放在小腹上，吸入大自然之气，感受小腹的微微膨出，呼出身体之气，感受小腹的自然收缩。吸气和呼气之间试着短暂的停留，体验一下气息被横膈膜控制的感觉，然后自然吸气愉悦的发出"si"音。《道德经》第四十一章写道："上士闻道，勤而行之；中士闻道，若存若亡；下士闻道，大笑之。不笑不足以为道。"练习呼吸，须如上士勤而行之，不必拘泥时日持之以恒即可。

选择朗读作品时，不妨采取"一见钟情"法，看到一见面就喜欢上的朗读作品，就可以拿来朗读，因为那是你当下时刻最需要的。再就是选择圣贤之书、国粹精华来读。国学教育家张其成先生曾说"少年读《论语》，修身成人以立业；中年读《道德经》，放下虚妄以逍遥；老年读《六祖坛经》，明心见性以知往；至于《易经》和《黄帝内经》，一则以知命，一则以养生，必须终其身而敬颂之。"这些古圣先贤的书籍可以养浩然正气，塑美好品德。

正念朗读适合于所有可以用声音和语言表达的人，正念朗读不需要一定用普通话，也无需学习朗读技巧，是生命真实感受丰富内心的再现。

说到仪式，你会联想到什么？会想到一些宗教仪式吗？

古人会拜祭天地之神，比如大旱之年会敬雨神，洪灾泛滥会敬河神等等，古人期盼通过这些祭拜，得到神灵庇佑。背后表达的是人们期望风调雨顺，天下安宁。仪式感需要回归内心，是内在的一种自我满足的体验。

正念朗读步骤如下。

朗读前位置的选择，如果在家里，可以静默片刻，跟随自己的内心，移动到自己满意的位置，然后保持恭敬之心，把手放到自己的心脏上，带着慈悲和仁爱，感恩自己在此刻能回到内心，悦读经典。

全然当下

有人问禅师："禅师，您有什么与众不同的地方？"

禅师答："有。"

"是什么呢？"

禅师答："饿的时候我就吃饭，困的时候我就睡觉。"

"这算什么与众不同的地方，大家都是这样的，有什么不一样呢？"

禅师答："当然是不一样的！"

"为什么不一样呢？"

禅师答"他们吃饭总是想着别的事情，不专心吃饭；他们睡觉时总是做梦，睡不安稳。而我吃饭时就是吃饭，什么也不想；我睡觉时时就是睡觉，从来不做噩梦，所以睡得安稳。这就是我与众不同的地方。"

把这种禅师当下的状态用到正念朗读中。朗读时用自己舒服自然的声区，保持专注的状态，心口合一。也许在朗读过程中会有一些情绪出现，保持觉察，让心灵和身体的感觉自然流淌，无须评判，允许接纳，回到呼吸继续朗读。

熟稔于心

熟稔于心就是不经过思索，也可以熟练诵读，达到非常熟练的程度。古人云："读书千遍，其义自见。"双手恭敬地捧起经典，用心观其大意，可以觉察此刻身心的感受，张口朗读，遇到生僻字学会顺其自然带过。然后，把准备好的字典打开，查出正确读音，开始大声清晰的朗读，体验每一字都入心，每一声都入耳的感受。时间无需太长，避免声带疲劳，耗气太多，可以根据自己身心情况决定。当熟稔于心能够背诵后，便能感受朗读的声音波对身体的震动，以及内环境的共鸣，只需顺其自然即可。

物我两忘

《齐物论》的末篇有一个故事"庄周梦蝶"，以一个浪漫的故事表达了"物我齐一"的思想。庄子曾经梦到过自己化成了蝴蝶，蝴蝶逼真栩栩如生，以至于竟然忘了自己就是庄周。突然醒过来，一时间竟不能知道，到底是庄周梦见自己化成了蝴蝶？还是蝴蝶梦见自己化成了庄周？也就是说，庄周梦见蝴蝶与蝴蝶梦见庄周，是一样的，都是实现了人与物、人与自然的天人合一。

如苏轼《书晁补之所藏文与可画竹》所云。

书晁补之所藏文与可画竹

与可画竹时，见竹不见人。

岂独不见人，嗒然遗其身。

作者在词中描绘出一个物我两忘、超然物外的境界，把自然风光和自己的感受融为一体。

道德经第二章中有一句话"音声相和，前后相随"，朗读的音来自于丹田之气，这股气息冲击声带经过喉部发出，朗读的声是由人的内心发出的艺术之声，音为体，声为用。在朗读经典时有些人会发现不用多时，思绪纷飞，杂念丛生，音　声像一对貌合神离的伴侣，彼此不再交融。回到呼吸，继续正念，无须评判，不念过去，不畏将来，再次回到朗读的每一个当下。把朗读和自己合二为一，音声相合，物我两忘的境界就自然呈现了。

以唐朝王维的诗《鸟鸣涧》为例。

鸟鸣涧

人闲桂花落，夜静春山空。

月出惊山鸟，时鸣春涧中。

当这首古诗的朗读已经进入内心深处，没有评判是非黑白分别之心，只是心神合一水乳交融的去感受物我两忘的境界时，心音不断扩大和深化，传递到五脏六腑、四肢百骸，身心愉悦油然而生。

气 虚 质

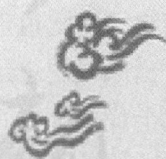
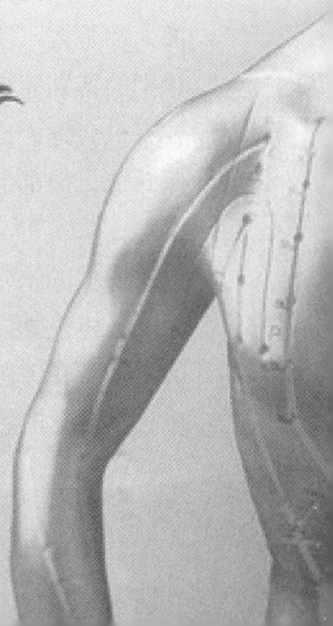

◎ 代表人物——天蓬元帅猪八戒

那么，为何选择猪八戒作为气虚质的代表？让我们翻翻《西游记》的原文《第十九回·云栈洞悟空收八戒·浮屠山玄奘受心经》，看看猪八戒的自我介绍："我自小生来心性拙，贪闲爱懒无休歇。不曾养性与修真，混沌迷心熬日月。"

看来猪八戒天生就是一个"贪闲爱懒无休歇"的人，这也许和他的体质直接相关。气虚质的人最大的特点就是元气不足，具体表现为容易疲劳，所以做一点事就感觉很累，总是想找个地方歇歇。

"贪闲爱懒"在猪八戒身上体现在，能明天做的事今天绝对不做，能将来做的事一定不会立即做，要做也请别人去做。就说小事吧，有沙师弟在用得着猪师兄吗？如果是大事，只要有悟空大师兄在，猪八戒绝不会去抢师哥的功劳。在西天取经的路上，沙僧和师父等一旦被妖精拿住，别人都急得直跳，唯八戒不急不躁，该吃的吃该喝的喝，当然前提是师兄孙悟空不被擒获。

猪八戒的第二个特点就是"无休歇"。列宁同志说：不会休息就不会工作。也就是说要想工作好就得休息好，所以贪睡不是缺点。做人一定要学会睡觉，保证身体健康，就是保住了革命的本钱。有好多日理万机的领导干部，都是太不注意休息而累垮了身体，结果是留下一摊子未竟的事业，还得让别的特别懂得"睡觉道理"的同志来完成。猪八戒贪睡是众所周知的，只要有机会睡，猪八戒同志认为那是不可不睡。有多少次师父师兄委派他去打探妖情，他都会找机会好好地睡上一回，睡醒睡足睡够，回去编个理由便万事大吉。

明代的张介宾在《景岳全书·杂证谟》中提出："何以肥人多气虚，盖人之形体，骨为君，且肉以血成，总属阴类，故肥人多有气虚之证。"清代的石寿棠在《医原》中提出："诊其人之病，须先辨其人气质阴阳。金水之质，其人肥白，多属气虚。"

猪八戒不白，但肥是肯定的。由于"肥人多痰"，痰的生成多由于气虚不能行津、津凝为痰，痰作为病理产物，反过来又影响了气的生成和运行，导致气虚。故肥胖的人多不耐劳累，动则气喘、好卧、嗜睡。瘦人也可见气虚体质，由于脾胃气虚，不能受纳腐熟水谷、运化精微，则肌肉肢体失养，形体不充。

按照中医体质学关于体质特征描述的几个方面即形体特征、生理表现、心理特征和发病倾向等，气虚体质的主要特征可概括如下。

形体特征：肌肉松软。

心理特征：性格内向，情绪不稳定，胆小不喜欢冒险。

对外界环境适应能力：不耐受寒邪、风邪、暑邪。

发病倾向：平素体质虚弱，卫表不固易患感冒；病后抗病能力弱，易迁延不愈；易患内脏下垂、虚劳。

常见表现如下。

主项：平素气短懒言，语音低怯，精神不振，肢体容易疲乏，易出汗，舌淡红、胖嫩、边有齿痕，脉象虚缓。

副项：面色萎黄或淡白，目光少神，口淡，唇色少华，毛发不泽，头晕，健忘，大便正常，或虽便秘但不结硬，或大便不成形，便后仍觉未尽，小便正常或偏多。

总体看来，气虚质是由于一身之气不足，以气息低弱、脏腑功能状态低下为主要特征的体质状态。由于一身之气不足，脏腑功能衰退，故出现气短懒言，语音低怯，精神不振，目光少神；气虚不能推动营血上荣，则头晕、健忘，唇色少华，舌淡红；卫气虚弱，不能固护肤表，故易出汗；脾气亏虚，则口淡，肌肉松软，肢体疲乏，大便不成形，便后仍觉未尽；脾虚气血不充，则舌胖嫩、边有齿痕；气血生化乏源，机体失养，则面色萎黄，毛发不泽；气虚推动无力，则便秘而不结硬；气化无权，水津直趋膀胱，则小便偏多；气虚鼓动血行之力不足，则脉象虚缓；气虚阳弱故性格内向，情绪不稳定，胆小不喜欢冒险；气虚卫外失固，故不耐受寒邪、风邪、暑邪，易患感冒；气虚升举无力故多见内脏下垂、虚劳，或病后迁延不愈。

情志相胜疗法

《素问·阴阳应象大论》曰："喜怒伤内，故伤气，寒暑伤外，故伤形。"喜怒概指情志而言，"喜怒伤气"意即情志内伤首先导致气机失调，而后百病皆由乎生，所以《素问·举痛论》说："余知百病生于气也，怒则气上，喜则气缓，悲则气消，恐则气下，寒则气收，炅则气泄，劳则气耗，惊则气乱，思则气结。"情志变动，即会导致气机的某种性质和程度的改变，严重的可使气机紊乱导致病变。

情志疾病发展过程存在"伤情—伤气—伤脏"的规律，正如《灵枢·寿夭刚柔》所说："风寒伤形，忧恐忿怒伤气。气伤脏，乃病脏。"

气虚质的人脾胃功能偏弱，而人之情志活动与中焦脾胃有密切关系，主要基于以下两个方面。

一是中焦所化生之气血，是情志功能活动的物质基础。脾胃因主纳化水谷精微，为气血生化之源、五脏六腑之海，为情志的产生提供物质基础，故脾胃与情志活动密切相关。

二是中焦脾胃的升降斡旋，对于情志之气的正常运行是一个重要的保证。脾胃转枢正常是维持人体气机升降出入有序的可靠保证，在气机上表现为情志之气的升降出入都要依赖脾升胃降的枢纽作用，脾胃功能正常，则情志之气也调畅，情志表现正常，因而中焦脾胃在全部情志活动的产生与作用的发挥中占有重要地位。

气虚质者多性格内向，情绪不稳定，胆小而不喜欢冒险。思则气结，过思伤脾；悲则气消，悲忧伤肺。所以，气虚质者不宜过思过悲，应多参加有益的社会活动，多与别人交谈沟通，培养豁达乐观的生活态度，不可过度劳神，避免过度紧张，保持稳定平和的心态，可以听一些舒缓情绪的音乐。

气虚质者如果出现过思过悲的不良情绪，如何运用"情志相胜疗法"来解决问题呢？可以参考以下中国古代经典案例。

怒胜思

怒胜思法即用各种方法使患者发怒，以克制其原有思虑过度所致情绪障碍及相关的躯体疾病。使其怒的方法很多，医生可根据患者个性特点，或采取不恭之行为，或以"污辱欺罔之言"（《儒门事亲·九气感疾更相为治衍》），设计激怒患者，其忧思之情便可化解。若遇肝阳上亢、肝火易升、心经实火的患者，应禁用此法。

案例1

一富家妇人，伤思虑过甚，二年不寐，无药可疗。其夫求戴人治之。戴人曰：脉之两手俱缓，此脾受邪也，脾主思故也。乃与其夫，以怒激之，多取其财，饮酒数日，不处一法而去，其人大怒。汗出，是夜困眠。如此者，八九日不寤，自是而食进，脉得其平。（《儒门事亲·内伤形》）

解读：本例类似于华佗激怒太守的案例，使用"怒胜思"法，激其怒气，而使木能疏土，故思虑得解，失眠一症彻底治愈，饮食恢复。

案例2

一女子病不食，面壁卧者且半载，医告术穷。翁（元代名医朱丹溪）诊之，肝脉弦出寸口，曰："此思男子不得，气结于脾故耳。"叩之，则许嫁丈夫人广且五年。翁谓其父曰："是病惟怒可解，盖怒之气击而属木，故能冲其土之结，今宜触之使怒耳。"父以为不然。翁入而掌其面者三，责其不当有外思。女子号泣大怒，怒已进食。翁复潜谓其父曰："思气虽解，然必得喜，则庶不再结。"及诈以其夫有书，旦夕且归。后三月，夫果归，而病不作。（《丹溪心法》）

解读：此女子思虑过度，导致不能饮食，使用"掌其面者三""责其不当有外思"的方法，令其"号泣大怒"，发怒后便能"进食"。此为激发"肝木"能"冲其土之结"的情志相胜理论的临床例证。

案例3

一女许嫁后，夫经商二年不归，因不食困卧如痴，无他病，多向里卧。朱诊之，肝脉弦出寸口，曰："此思想气结也。药难独治，得喜可解。不然令其怒，脾至思过，思则脾气结而不食，怒属肝木，木能克土，怒则气升发而冲开脾气矣。"令激之大怒而哭，至三时许，令慰解之，与药一服，即索酒食。朱曰："思气虽解，必得喜则庶不再结。"乃诈以夫有书，旦夕且归，后三月，夫果归而愈。（《名医类案·郁》）

解读：本案和案例 2 非常相似，治疗方法亦同，可见本方法可重复性较强。

案例 4

一女与母相爱，既嫁母丧，女因思母成疾。精神短少，怠倦嗜卧，胸膈烦闷，日常恹恹，诸药不应。其夫延韩世良治之，韩曰："此病因思，非药可愈。彼俗酷信女巫，巫托降神言祸福，谓之卜童。因令其夫假托贿嘱之。托母言女与我前世有冤，汝故托生于我，一以害我，是以汝之生命克我，我死皆汝之故，今在阴司，欲报汝仇。汝病恹恹，实我所为，生则为母子，死则为寇仇。"夫乃语其妇曰："汝病若此，我他往可请巫妇卜之何如？"妇诺之。遂请卜，一如夫所言。女闻大怒诟曰："我因母病，母反害我，我何思之。"遂不思，病果愈。此以怒胜思也。（《石山医案·论治类》）

解读：在本例医案中，设法激怒患者以冲破郁思，使患者重新改变心理状态而达到治愈的目的。

案例 5

一拳师桃李满天下，人以铁金刚称之。一日在家授徒，竟仆地不能起行，徒疑为急症，奔告某医，即随徒往，行至拳师门首，医见非中风症，乃放声大骂曰："何物小子，竟敢自称铁金刚，快来归降。"言方毕，拳师已一跃而起，狂奔近敌，某医大笑谓曰："你病已愈矣。"（《南蜀新志》）

解读：本案使用激怒拳师的方法使其快速恢复行动能力，令人拍案叫绝。

案例 6

青龙桥王某，患病喜独居暗室，不近灯火，偶出则病愈甚，遍延名医皆不能治，乃延建昂诊。诊毕，并不处方，索取王所著文章，乱其句读，朗声而诵。王叱问为谁声，李则声益高。王忿然夺其文曰："客非此道中人，不解句读，何其狂妄。"因就灯而坐，顿忘畏明之习。后李释曰："此病郁也，得怒则郁解，故有此为。"（清《南部县志·人物志·李建昂医事》）

解读：本案患者"喜独居暗室，不近灯火"，医生采用索取其所著文章，"乱其句读，朗声而诵"的方法，迅速治愈此病，其方法之妙令人称奇。

喜胜悲（忧）

喜胜悲（忧）法即用各种方法使患者快乐起来，以克制其原有的悲忧过度的情绪障碍及相关的躯体疾病。在治疗上常用的方法有两种。

其一，医生可以用"谑浪亵狎之言"（《儒门事亲·九气感疾更相为治衍》）使患者高兴起来，以消除因过度悲伤忧愁所致疾病。

其二，若患者是因意念未遂，所求不得而郁郁寡欢积久成疾者，医生以从其意，使病者情志舒畅而得愈。对于患者的意愿，医生应结合病情进行分析：若其意愿合情合理，应予以满足，若客观条件暂不具备，应创造条件，精心策划，借助某些手段场景，使患者得到满足，同时配以说理、开导、劝慰等措施，改变其不合理观念，以免病情反复。

案例 1

金代朱丹溪曾遇到一年轻秀才，婚后不久突然亡妻，故终日哭泣悲伤，终成疾病。求尽名医，久治无效。朱丹溪为其诊脉后说："你有喜脉，恐有数月。"秀才捧腹大笑，并说："什么名医，男女不分，庸医也！"此后，每想起此事，就会自然发笑，亦常将此事作为奇谈笑料告诉他人，与众人同乐。日久秀才食欲增进，心情开朗，病态消除。（《丹溪心法》）

解读：此案例非常有趣，逗引患者捧腹大笑，进而消除诸药难解的悲伤情绪导致的疾病，效果卓著，令人深思。

案例 2

清朝一位巡抚郁郁寡欢，家人请来名医为其治病，名医沉思良久，诊断的结果说巡抚患了"月经不调"。巡抚认为这个诊断荒唐可笑，一想起名医的诊断就大笑不止，于是心情逐渐好转。（《医苑典故趣拾》）

解读：本案例与案例1相似，可见此疗法的可重复性较强。

站桩功法——金刚捣碓站桩功

功法讲解

1.早晨面向东面（朝阳），晚上面向北面（北极星），下午不能面向西方。

2.右握拳，立于左掌中，与脐相平。

3.身体正直，两肩放松。

4.两脚分开与肩同宽，微微下蹲，臀部位置不低于膝盖。

5.两目前视，眼睛似睁非睁，似合非合。

6.舌抵上腭，不出声音默念："啊ā——哂xī——嘘xū——吹chuī。"配合"呼——吸——呼——吸"（图8）。

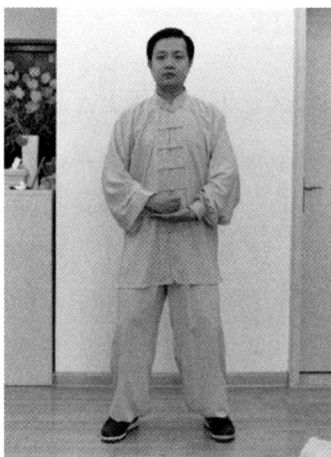

图8　气虚质心身养生站桩功法示范图

功法要点

1.选择练功环境宜优雅、安静、舒适，温度适宜，最好在草地或泥地上，周边有树或河流湖泊。

2.站桩前请先进行放松功法练习。

3.站桩过程中要做到意念集中，思想清静，抛弃一切思想杂念。

4.吸气时，提肛，五趾抓地，舌抵上颚，意念大自然之精华慢慢向上托起，托过头顶百会穴。呼气时，全身放松，气沉丹田（肚脐以下3寸处，又名"关元"穴），意念大自然精华之气往下沉至丹田，然后储备起来。

5.两肩放松，屈膝松胯，注意不要挑肩、架肘、撅臀。

6.不要过于下蹲，宜量力而行，时间因个人体力而异，每次短则3分钟，长可达0.5～1小时。

功法效果

刚开始第一天可以感觉到，从丹田发出一股热流往下去走至膝盖，腿脚出现发沉、弹抖、发热等都是很好的现象。

站桩时如果觉得头脑清醒，矢气增多，这就是清气上升，浊气下降的表现，是非常好的现象。

每天至少坚持30分钟，第二、第三天感觉小腿发沉，第四、第五天感觉脚底发沉，第七天清气上升至头顶百会穴，浊气下降至足底涌泉穴。

最终能感觉到上虚下实，即丹田以上非常虚灵，两脚跟非常稳固，这便是最好的效果。

养生原理

"金刚捣碓"主要是借用神话传说，金刚神名修炼之精，金刚之手持握降魔杵。此势右手捏拳如杵之势，左手曲如臼之形，右拳落于左手心中，如石杵捣碓。故名"金刚捣碓"，此为象形取义。

所谓"金刚捣碓站桩功"即习练此站桩功法，其实就是培补人体的元气，使得元气凝聚于丹田，以便发挥作用。

在中国整个传统文化中，不仅仅是中医，都在讲"气"。那么，什么是"气"？什么又是"元气"呢？

中医认为，气是构成天地万物的原始物质。气的运动称为"气机"，有"升、降、出、入"四种形式。由运动而产生的各种变化，称为"气化"，如动物的"生、长、壮、老、已",植物的"生、长、化、收、藏"。

气是天地万物之间的中介,使之得以交感相应。如:"人与天地相参,与日月相应"。天地之精气化生为人。庄子说:"通天下一气耳。"有了这个气就运动,就生生不息,就变化不止。

人们每天要消耗12kg的新鲜空气,相对于水和食品来说,空气是人体最大的消耗品。水和食物我们可以选择,但对于我们周围的空气是无法选择的。在清晨起床时,我们经常会感到胸闷呼吸不畅,必须要马上开窗换气,改善居室的通风;在开会人多时,我们经常会感觉到头昏脑涨,无论如何也要出去透透气;如果遇到吸烟的人时,我们更感到呼吸的问题;这些现象的发生,都是由于空气中的氧气缺乏,造成人的大脑供氧不足,可导致思维迟钝、意识模糊,严重时可引起高血压、中风等疾病,而这当中对人最重要的,就是"元气"。

"元气"在中医理论中的含义,一般公认的定义为:"元气,又名原气、真气,是人体最基本最重要的气,是维持生命活动的最基本物质和原动力;由肾中精气所化生,又赖于后天水谷精气的培育。"中医学所说的"元气",是构成和维持人体生命活动的基本物质。气的生成源自先天与后天。禀受于父母的精气,称为"先天之气"。肺吸入自然的清气,与脾胃运化水谷产生的水谷之气,合称为"后天之气"。气有推动、温煦、防御、固摄、气化、营养等作用。气的"升、降、出、入"运动失常,称为"气机不调"。其表现形式有气滞、气郁、气逆、气陷、气脱、气闭等。

概括起来,"元气"禀于先天,藏于肾中,又赖后天精气以充养,是维持人体生命活动的基本物质与原动力,主要功能是推动人体的生长和发育,温煦和激发脏腑、经络等组织、器官的生理功能。

中国古代朴素的"元气论"认为"元气"是构成宇宙万物的最本质、最原始的要素,其源头可认为是老子的"道"。按照"元气论",万物的产生、灭亡和发展变化都是"元气"循"道"(即自然规律)而运动的结果,气为万物之精微,完全连续而无处不在。气聚而成形,变为有形色的实物,气散则复归于太虚,表现为实物的消亡。

道家修炼中,"元气"是人体的生命活动的根本能量,也是生命根本的所在,所以"元气"本质上支持着生命的存在,没有"元气",就没有生命。故《庄子》一书中，提到"气聚则生，气散则死"。道教修炼，追求长生，其实关键就在于"元气"。

一个人的一生，在其诞生伊始，其元气量是最为强大的，也是最足的，而随着形体的不断发展，"元气"一方面供应着身体生长的需要，同时不断的人体活动也是耗散元气的途径，而到了最后生命将终之时，人体内的元气终于耗尽，身死如灯灭，所以说元气的多少，关系着生命的长短。

膏方调理法

反复感冒——扶正固表膏

【药物组成】

1.中药煎剂

生黄芪150g，防风60g，炒白术200g，淫羊藿150g，茯苓120g，法半夏100g，陈皮100g，白芷30g，僵蚕100g，蝉蜕30g，桂枝50g，炒白芍100g，油松节150g，炙甘草100g。

2.胶类药

龟甲胶100g，鹿角胶50g，阿胶50g。

3.调味药

生姜汁100mL，蜂蜜100g，饴糖100g。

4.药物加减方法

睡眠欠佳者，加炒枣仁100g，首乌藤200g；食纳欠馨者，加生山楂100g，炒谷芽200g；便秘者，加火麻仁120g，肉苁蓉100g；咽痛者，加一枝黄花200g，射干100g；鼻塞流清涕者，加白芷60g，辛夷花60g；畏风、自汗者，加桂枝至100g，碧桃干120g。

【制备方法】

1.中药饮片入冷水在砂锅中浸泡约1小时，煎煮，先用武火煮开，再用文火煮30分钟，煎出药汁约300mL，倒出。

2.将药渣添冷水继续煎煮，先用武火煮开，再用文火煮15分钟，煎出药汁约300mL，倒入第一次的药汁中。

3.同上煎煮法煎煮第三次烧开时，再用文火煎煮15分钟，煎出药汁约300mL，倒入前两次的药汁中。

4.把阿胶、龟甲胶、鹿角胶放入黄酒浸泡去腥，待膏溶胀后，倒入煮好的清药汁中。

5.煎煮浓缩药汁，沉淀，离火待用。

6.将生姜汁、蜂蜜、饴糖冲入浓缩药汁，用文火煎熬，不停搅拌，熬至黏稠状。

7.离火，自然冷却。用洁净干燥的搪瓷罐、瓷罐、砂锅存放于冰箱，若用砂锅存放，砂锅底最好抹一层麻油。

此为1个月左右的膏滋量。

【服用方法】

温水兑服，一次1匙（每匙15mL），第1周早饭前空腹服用1次，从第2周起早饭前、晚睡前各服用1次。

【功效】

补益脾肺，调和营卫。

注意事项

服本方期间忌服萝卜、辛辣刺激、油腻、生冷等不易消化食物。
感冒、发热、腹泻等急性病患者忌服；孕妇忌服。

容易疲劳——益气精神膏

【药物组成】

1.中药煎剂

生黄芪150g，生晒参30g，葛根150g，桂枝100g，炒白芍100g，生麻黄

10g，淫羊藿200g，仙鹤草200g，制何首乌150g，枸杞子150g，炙远志60g，油松节150g，茯苓150g，炒白术150g，炙甘草60g。

2.胶类药

龟甲胶50g，鹿角胶100g，阿胶50g。

3.调味药

生姜汁100mL，蜂蜜100g，饴糖100g。

4.药物加减方法

睡眠欠佳者，加生龙骨200g，生牡蛎200g；食纳欠馨者，加生山楂100g，炒麦芽200g；便秘者，加火麻仁120g，肉苁蓉100g。

【制备方法】

1.中药饮片入冷水在砂锅中浸泡约1小时，煎煮，先用武火煮开，再用文火煮30分钟，煎出药汁约300mL，倒出。

2.将药渣添冷水继续煎煮，先用武火煮开，再用文火煮15分钟，煎出药汁约300mL，倒入第一次的药汁中。

3.同上煎煮法煎煮第三次，煎出药汁约300mL，倒入前两次的药汁中。

4.把阿胶、龟甲胶、鹿角胶放入黄酒浸泡去腥，待膏溶胀后，倒入煮好的清药汁中。

5.煎煮浓缩药汁，沉淀，离火待用。

6.将生姜汁、蜂蜜、饴糖冲入浓缩药汁，用文火煎熬，不停搅拌，熬至黏稠状。

7.离火，自然冷却。用洁净干燥的搪瓷罐、瓷罐、砂锅存放于冰箱，若用砂锅存放，砂锅底最好抹一层麻油。

此为1个月左右的膏滋量。

【服用方法】

温水兑服，一次1匙（每匙15mL），第1周早饭前空腹服用1次，从第2周起早饭前、晚睡前各服用1次。

【功效】

补气健脾，益肾强志。

注意事项

服本方期间忌服鸡血、鸭血等血制品；忌服萝卜、辛辣刺激、油腻、生冷等不易消化食物。

感冒、发热、腹泻等急性病患者忌服；孕妇忌服。

起居饮食生活心法

一、起居调养

起居宜有规律，夏季应适当午睡，保持充足的睡眠。平时要注意保暖，避免劳动或剧烈运动时出汗受风。不要过于劳作，以免损伤正气。

二、饮食禁忌

豆谷类：大米、糯米、黑米、小米、玉米、小麦、燕麦、花生、黑豆、黄豆、刀豆、豇豆、蚕豆、豌豆、扁豆、豆腐、豆浆等。

糖果类：龙眼、荔枝、桑葚、葡萄、葡萄干、苹果、山楂、桃子、橘子、橙子、菠萝、杨梅、菱角、椰子、莲子、大枣、无花果、栗子、核桃仁、榛子、松子、葵花子、红糖、饴糖、蜂蜜等。

蔬菜类：茼蒿、菠菜、苋菜、花菜、南瓜、胡萝卜、香菇、金针菇、莲藕、百合、山药、马铃薯、木耳、卷心菜、番茄、白菜、芋艿、番薯等。

肉蛋类：猪肉、猪心、猪血、猪肝、猪肾、猪肺、猪胰、猪肚、猪脊髓、猪骨髓、猪脑、猪蹄、猪皮、羊肉、羊心、羊血、羊肝、羊肾、羊肺、羊肚、羊胫骨、羊脊骨、羊奶、牛肉、牛肝、牛肾、牛肚、牛筋、牛奶、鸡肉、乌鸡肉、兔肉、兔肝、驴肉、鹌鹑肉、鹅肉、鸽肉、鸡蛋、鹌鹑蛋、胎盘、带鱼、鲫鱼、鱼翅、鲮鱼、鲟鱼、鲂鱼、鳙鱼、鲢鱼、刀鱼、黄鱼、鲳鱼、鳜鱼、黄鳝、鲥鱼、青鱼、乌鱼、乌贼、鳗鲡、鲈鱼、银鱼、毛蚶、海参等。

请注意：如果对上述食品有过敏反应，应立刻停止继续服用。

三、食疗药膳

【菜肴】

1.金针菇炒鳝丝

主料：去骨黄鳝肉350g。

配料：水发金针菇100g。

调料：精盐、酱油、姜、蒜瓣、豆粉、猪油各适量。

制法：将黄鳝洗净，剁段切条，姜切丝，金针菇洗净切段。豆粉加水调匀，入锅烧沸，放入鳝丝，加酱油、精盐翻拌，至鳝丝半熟时投入金针菇及姜丝，翻拌至鳝丝熟透，起锅盛入盘中。锅洗净后加猪油烧热，投入拍碎的蒜瓣煸香，将其浇在鳝丝上即可上桌。

功效：本菜是一道益气血、补虚损、强筋骨、填精髓的滋补佳肴。

服法：佐餐食用。

2.香菇蒸乌鸡

主料：乌骨鸡1只（重约700g）。

配料：香菇50g。

调料：葱、姜、五香粉、料酒、味精、精盐各适量。

制法：将乌骨鸡宰杀用开水烫漂拔毛，剖腹去内脏，洗净。香菇洗净切碎用调料拌匀后塞入鸡腹炖熟或蒸熟后食用。

功效：这是一道滋补强壮的食疗佳品，具有补益气血、强筋健骨的作用。

服法：佐餐食用。

【汤羹】

1.归芪瘦肉汤

主料：瘦猪肉200g。

配料：黄芪30g，当归、枸杞子各15g。

调料：葱、姜、料酒、精盐各适量。

制法：将瘦猪肉洗净后切成小块（长约3cm，厚约5cm），另将当归、黄芪、枸杞子洗净，一并放入锅内，加水500mL，再加葱、姜、料酒、精盐，文火炖至300mL，待猪肉熟烂，即可食用。

功效：这是一道益气养血、滋补强壮的药膳佳品。其中瘦猪肉健脾益气、滋养阴血，配合中药当归甘温补血，枸杞甘润生血，黄芪甘温益气生血，故而使本药膳具有大补气血之功用。

服法：佐餐食用。

2.龙眼猪髓乌鱼汤

主料：带髓猪脊骨500g，乌鱼500g。

配料：龙眼肉50g。

调料：葱、姜、料酒、精盐各适量。

制法：将带髓猪脊骨剁碎，乌鱼去杂洗净、切块，龙眼肉洗净，同入锅内，加水适量，再加葱、姜、料酒、精盐，先武火后文火，煮熟后即可食用。

功效：这是一道补益强壮、大补气血的药膳食疗佳品。其中的带髓猪脊骨滋补肾阴、填补精髓，龙眼肉补益心脾、养血安神、润肤美容，乌鱼补脾益气、补虚扶正。

服法：佐餐食用。

【粥食】

1.黄芪龙眼粥

主料：粳米100g。

配料：黄芪15g，桂圆30g，大枣10枚。

调料：红糖适量。糖尿病患者改为木糖醇。

制法：先将大枣去核，再将粳米淘洗干净，放入砂锅内，加入适量的水，放入黄芪、桂圆、大枣，用文火煮至粥熟，调入红糖（或木糖醇）即成。

功效：这是一道补养气血、养心安神的药膳食疗养生粥。

服法：佐餐食用。

2.桂圆莲子粥

主料：糯米60g。

配料：桂圆、莲子各20g，大枣5枚。

调料：红糖适量。糖尿病患者改为木糖醇。

制法：将莲子去心，大枣去核，糯米淘洗干净后放入砂锅中，加水500mL，用武火烧开，再改文火煮30分钟，调入红糖（或木糖醇）即可。

功效：这是一道补气益脾、宁心安神、生津润燥的药膳食疗养生粥。

服法：佐餐食用。

【茶饮】

1.党参桂圆茶

原料：党参10g，桂圆肉15g。

制法：将党参洗净，放入杯中，与桂圆肉一起开水冲泡。

用法：代茶饮，每日温服。

功效：本茶可以补气养血，美容养颜。

2.八珍酒

原料：全当归26g，川芎10g，炒白芍18g，生地黄15g，人参15g，白术26g，云茯苓20g，炙甘草20g，五加皮25g，肥红枣36g，核桃肉26g，白酒3000mL。

制法：将所有的药用水洗净后研成粗末，装进用三层纱布缝制的袋中，将袋口系紧浸泡在白酒坛中，封口，在火上煮1小时；药冷却后，埋入净土中，5天后取出来；再过7天，开启，去掉药渣包将酒装入瓶中备用。

用法：每次10～30mL，每日服3次，饭前将酒温热服用。

功效：本药酒方源自明代著名御医龚廷贤所著的《万病回春》一书。此酒具有气血双补、调理脾胃、和颜悦色的功效。方中人参、白术、茯苓、甘草补脾益气；当归、白芍、生地黄、川芎滋养心肝，补血而理气；川芎可使地黄、当归补而不腻；五加皮祛除风湿，强壮筋骨；核桃肉润肺补肾，乌须发，强记忆；大枣健脾而调和诸药。

温馨提示：若患糖尿病、肥胖、高脂血症、痛风等疾病，应遵照相应的饮食规范。如：糖尿病患者少食含糖量高的食物；高脂血症及肥胖患者应少食高胆固醇、高糖、高脂肪食物；痛风患者禁食啤酒、动物内脏、海鲜类等嘌呤含量较高的食物。

穴位保健法——气虚质穴位按摩

人体之气的生成与肺、脾、肾三脏有着密切的关系。气虚质的人治宜补肺调气、健脾益气、温肾纳气，针灸并用，施以补法。取手太阴肺经、足太阴脾经和足少阴肾经。腧穴常用太渊、关元、气海、百会、膻中、足三里、肺俞、脾俞、肾俞等。

一、百会

位置：位于头部，当前发际正中直上5寸，或两耳尖连线中点处。

经属：督脉。

操作：用拇指端按揉1～3分钟，或者用艾灸法，每日2次，每次10～15分钟。

说明：百会穴在人体最高的位置，手足三阳经及督脉阳气在此交会，可见其对人的重要性。头为诸阳之会，百脉之宗，古人尊其为"天"之门户，其与脑密切联系，是调节大脑功能的要穴，为百脉之会，贯达全身。穴性属阳，又于阳中寓阴，故能通达阴阳脉络，连贯周身经穴，对于调节机体的阴阳平衡起着重要的作用。其主要功效是升阳举陷，益气固脱。主治头痛，眩晕，休克，高血压，脱肛等。

二、气海

位置：位于下腹部，前正中线上，当脐中下1.5寸。

经属：任脉。肓的原穴。

操作：用拇指端按揉1～3分钟，或者用艾灸法，每日2次，每次10～15分钟。

说明：气海穴为任的重要腧穴，为丹田之所在，为补气的要穴。《铜人腧穴针灸图经》载："气海者，男子生气之海也。"此穴有培补元气，益肾固精，补益回阳，延年益寿之功。

前人有"气海一穴暖全身"之誉称，是说气海穴有强壮全身的作用。临床验证，气海穴确有调整全身虚弱状态、增强免疫及防卫功能的作用，对先天体质虚弱、后天劳损太过者有很好的保健作用。

宋代的窦材在《扁鹊心书》中说："人至晚年阳气衰，故手足不能温，下元虚惫，动作艰难。盖人有一息气在，则不死，气者阳所生也。故阳气尽则心死。人于无病时，常灸关元、气海、命关、中脘，更服保元丹、保命延寿丹，虽未得长生，亦可保百年寿矣。"所以，在临床上，本穴除按摩外，常用灸法。

三、足三里

位置：位于人体小腿前外侧，当外膝眼（犊鼻穴）下3寸，距胫骨前缘一横指（中指）。

经属：足阳明胃经。

操作：用拇指端按揉1～3分钟，或者用艾灸法，每日2次，每次10～15分钟。

说明：请参考平和质穴位按摩中关于足三里的说明。

心身疗愈法

气虚质容易感冒，不爱说话，身体疲乏。这种体质的人，可以找一个安全温暖的地方，舒服地让自己躺下，想象在一个充满足够气体的大太极球中，静静地感受呼吸，感恩此刻安宁的到来，接着用你的意念，试着心中升起先天八卦中的☳（震卦）符号，等待身体自由舞动的到来，跟随身体自由出现的晃动，在太极球里随意摇摆，直至内心满足，慢慢地停歇下来，然后进入自然呼吸之中，然后用意念给身体的每个部位输入平衡的自然之气，具体方法如下。

先从头顶开始，吸进充满能量的天地之气，带着爱意对自己说：我吸气，吸入天地能量，我呼气，身体放松，然后用这种方法护佑身体每一个部位。先从头顶开始，让头顶吸入天地之气，呼气放松自在，接着面部、后脑勺、胸部、背部、腹部、腰部、大臂、小臂、手掌、指尖、髋关节、臀部、大腿正面、侧面、后面、膝盖、小腿正面、后面、脚踝、脚趾……

最后感受自己身体是一个不可分割的整体，然后把右手放在心脏这个部位给心神朗读"元、亨、利、贞"四个字，直至内在满足自动停止，静坐片刻，练习结束。

"元、亨、利、贞"出自《易经》乾卦的卦辞，具有万物创始的伟大天圆，亨通顺利的成长，祥和有益前进，贞正坚固之意。

阳 虚 质

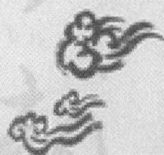

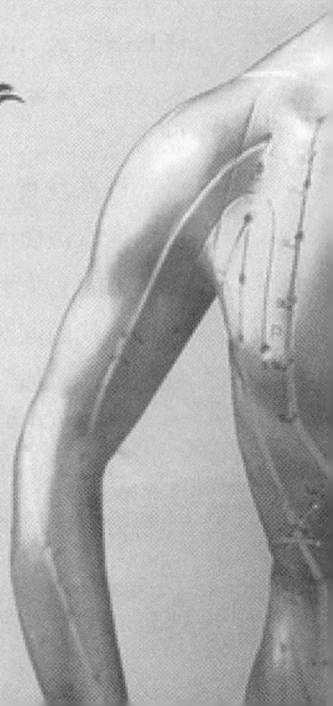

代表人物——大唐圣僧唐玄奘

一提到唐僧，您可能首先想到的是《大话西游之月光宝盒》，尤其是那段脍炙人口的唐僧版"Only you。"

这里讲的唐僧，您最好想象他是86版《西游记》中整日身着长衫外披锦襕袈裟的唐僧。在大家的印象中，无论春秋冬夏，他总是那身打扮。

在过火焰山的时候，唐僧依旧没有脱下长衫，我们只能得出这样的结论：唐僧同志绝对怕冷。另外，唐僧同志还绝对是一个素食主义者，素食者体内的热量容易不足，所以特别容易怕冷。

中医古籍对阳虚体质特征的描述包括"身寒""面白""体胖""脉小"等，唐僧便是阳虚质的最佳代言人。

如《素问·逆调论》云："阳气少，阴气多，故身寒如从水中出。"《素问·调经论》云："经言阳虚则外寒，阴虚则内热，阳盛则外热，阴盛则内寒。"《景岳全书》云："禀有阴阳，则以阴脏喜温暖而宜姜桂之辛热。"叶天士在《外感温热篇》中说："如面色白者，须要顾其阳气。"其又在《临证指南医案·虚劳》中说："形躯丰溢，脉来微小，乃阳气不足体质。"清末民初名医金子久在《金子久专集》中说："体胖丰腴，肌肤柔白，阳虚禀质显然。"

可见身寒、面白、体胖是古代医家对阳虚体质进行特征描述和诊断的重要依据。盖面部色诊，白色多主阳气亏虚，青黑属阴。阳虚不能温煦经脉，气血不能上荣于面，故见面色白。

古代医家对阳虚质形体特征的表述大多为体型偏胖，但也有形瘦而见寒象的论述。如明代的虞抟《医学正传·卷之一》有"形瘦气弱、禀赋素虚寒者，服之恐伐发生之气"。

总之，阳虚质的体型既可偏胖也可偏瘦，但单纯体型偏胖或偏瘦均不能诊断为阳虚质。

按照中医体质学关于体质特征描述的几个方面即形体特征、生理表现、心理特征、发病倾向等，阳虚体质的主要特征可概括如下。

形体特征：多形体白胖，肌肉松软不实。

心理特征：性格多沉静、内向。

发病倾向：发病多为寒证，或易从寒化，易病痰饮、肿胀、泄泻、阳痿。

对外界环境适应能力：不耐受寒邪，耐夏不耐冬，易感湿邪。

常见表现如下。

主项：平素畏冷，手足不温，喜热饮食，精神不振，睡眠偏多，舌淡胖嫩边有齿痕、苔润，脉象沉迟而弱。

副项：面色柔白，目胞晦暗，口唇色淡，毛发易落，易出汗，大便溏薄，小便清长。

总体看来，阳虚质是以阳气不足、虚寒表现为主要特征。由于阳气亏虚，机体失却温煦，故形体白胖，肌肉松软，平素畏冷，手足不温，面色柔白，目胞晦暗，口唇色淡；阳虚神失温养，则精神不振，睡眠偏多；阳气亏虚，肌腠不固，则毛发易落，易出汗；阳气不能蒸腾、气化水液，则见大便溏薄，小便清长，舌淡胖嫩边有齿痕，苔润；阳虚鼓动无力，则脉象沉迟；阳虚水湿不化，则口淡不渴；阳虚不能温化和蒸腾津液上承，则喜热饮食。阳虚阴盛故性格沉静、内向，发病多为寒证，或易寒化，不耐受寒邪，耐夏不耐冬；阳虚失于温化故易感湿邪，易病痰饮、肿胀、泄泻；阳虚易至阳弱则多见阳痿。

🌸 情志相胜疗法

阳虚质者性格多沉静、内向，常常情绪不佳，肝阳虚者善恐，心阳虚者善悲。应多与别人交谈沟通，主动调整自己的情绪；要善于自我排遣或向人倾诉，消除不良情绪。平时可多听一些激扬、高亢、豪迈的音乐，以调动情绪。

阳虚质者如果出现过恐过悲的不良情绪，如何运用"情志相胜疗法"来解决问题呢？可以参考中国古代经典案例。

思胜恐

案例1

卫德新之妻，旅中宿于楼上，夜值盗劫人烧舍，惊坠床下，自后每闻有响，则惊倒不知人，家人辈舜足而行，莫敢冒触有声，岁余不痊。诸医作心病治之，人参、珍珠及定志丸，皆无效。戴人见而断之曰："惊者为阳，从外入也；恐者为阴，从内出也。惊者，为自不知故也；恐者，自知也。足少阳胆经属肝木。胆者，敢也。惊怕则胆伤矣。"乃命二侍女执其两手，按高椅之上，当面前，下置一小几。戴人曰："娘子当视此。"一木猛击之，其妇人大惊。戴人曰："我以木击几，何以惊乎？"伺少定击之，惊也缓。又斯须，连击三五次；又以杖击门；又暗遣人画背后之窗，徐徐惊定而笑曰："是何治法？"戴人曰："《黄帝内经》云：'惊者平之'。平者，常也。平常见之必无惊。是夜使人击其门窗，自夕达曙。夫惊者，神上越也。从下击几，使之下视，所以收惊也。"一、二日，虽闻雷而不惊。德新素不喜戴人，至是终身厌服，如有言戴人不知医者，执戈以逐之。（《儒门事亲·内伤形》）

解读：本案中的"习以平惊"就是让患者习惯于接触有害的刺激因素，提高其适应能力，思考这种刺激的来源与危害的程度，使之不再对该刺激因素敏感，以治疗由情志因素所引起病症的一种心理疗法。主要适用于因情志因素所引起的精神过敏性病症。

此法类似于西方心理治疗中的系统脱敏疗法，循序渐进地帮助患者解除惊恐。让患者长时间处在最惧怕的逼迫情境中，逐渐提高对恐惧的适应性，最终消除恐惧，对原来惧怕的刺激不再敏感，重新建立正常的行为方式。

案例2

孙姓童，一日游寺观，见神像有须，试拔之，得一茎，归告其母。母信佛吓之曰："今夜神必来捕汝，其慎之。"童信其言，恐惧万状。入夜果寒热剧作，延某名医往诊，医询得真情，因谓之曰："神像泥塑者也，拔一须无碍也。"童不信，医佯为愤怒，谓童曰："我往拔以示汝。"旋返，出须示之，童遂悦服。翌日热降病愈，其实医生示看，乃猪鬃也。（清《愚庐随笔》）

解读：《素问·举痛论》云："恐则气下，惊则气乱。""惊则心无所倚，神无所归，虑无所定，故气乱矣。"同时书中又讲："思则心有所存，神有所归，正气留而不行，故气结矣。"而本案的患者就是因信"今夜神必来捕汝"，惊恐不定，气机乱，而"恐惧万状。入夜果寒热剧作"。医者以身示范，让患者去思考，即用思解除了恐惧之症状，同时也使气有所归，则神定而体愈。

喜胜悲（忧）

相关案例及解读请参考气虚质情志相胜疗法。

站桩功法——太极抱球站桩功

功法讲解

1.早晨面向东面（朝阳），晚上面向北面（北极星），下午不能面向西方。

2.双手掌心向内，呈抱球状，沉肘，双手不能高于肩。

3.身体正直，两肩放松。

4.两脚分开与肩同宽，微微下蹲，臀部位置不低于膝盖。

5.两目前视，眼睛似睁非睁，似合非合。

6.舌抵上腭，不出声音默念"啊ā——哂xī——嘘xū——吹chuī"配合"呼——吸——呼——吸"。（图9）

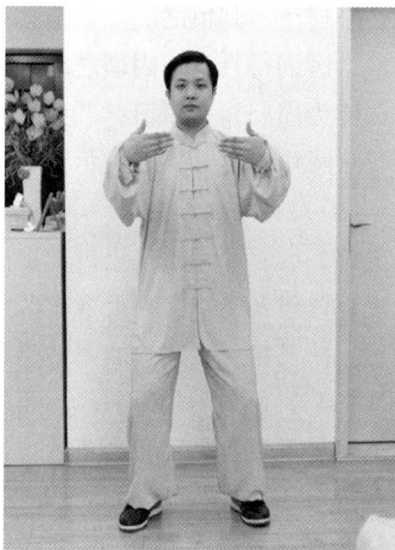

图9　阳虚质心身养生站桩功法示范图

功法要点

1.选择练功环境宜优雅、安静、舒适，温度适宜，最好在草地或泥地上，周边有树或河流湖泊。

2.站桩前请先进行放松功法练习。

3.站桩过程中要做到意念集中，思想清静，抛弃一切思想杂念。

4.吸气时，提肛，五趾抓地，舌抵上腭，意念大自然之精华慢慢向上托起，托过头顶百会穴。呼气时，全身放松，气沉丹田（肚脐以下3寸处，又名"关元"穴），意念大自然精华之气往下沉至丹田，然后储备起来。

5.两肩放松，屈膝松胯，注意不要挑肩、架肘、撅臀。

6.不要过于下蹲，宜量力而行，时间因个人体力而异，每次短则3分钟，长可达0.5～1小时。

功法效果

1.刚开始第一天可以感觉到，从丹田发出一股热流往下去走至膝盖，腿脚出现发沉、弹抖、发热等都是很好的现象。

2.站桩时如果觉得头脑清醒，矢气增多，这就是清气上升，浊气下降的表现，是非常好的现象。

3.每天至少坚持30分钟，第二、第三天感觉小腿发沉，第四、第五天感觉脚底发沉，第七天清气上升至头顶百会穴，浊气下降至足底涌泉穴。

4.最终能感觉到上虚下实，即丹田以上非常虚灵，脚跟非常稳固，这便是最好的效果。

养生原理

明代医家张介宾说："天之大宝，只此一丸红日；人之大宝，只此一息真阳。"阳虚质就是人体中的红日不那么温暖，阳虚质的人火力不够，阳气不足，怕冷为第一表现。

"太极抱球站桩功"看似简单，人人都会，即使习练几十年的人，还是离不了站桩抱球这个基本动作。在旁观者看来，似乎枯燥。其实站桩、抱球这简单的一个姿势里面有很多奥妙与层次，正如佛家坐禅一样，简单一个坐禅的姿势，却分成了"四禅八定"。所谓大道不繁，这正是"站桩"和"坐禅"这一类高级功法的玄妙之处。

"太极抱球站桩功"可以培补元气，以壮元阳，自然百病不生。"元阳之气"即"纯阳之气"，古人云："纯阳为仙，纯阴为鬼。"仙人就是长生不老之人。道家老子言"复归于婴儿"，古医家认为婴儿乃"纯阳之体"，生命力最强，生长最快，而老年人则相反。道家的修炼也正是实践着老子这句话。

"太极抱球站桩功"为什么会扶助元阳呢？动能生阳，也能耗阳，言谈、工作、劳累、思虑都是耗阳的动，一般的体育运动如跑步是一边生阳一边耗阳的动，机体每时每刻都在这种生与耗的过程中，健康人的生耗是平衡的，所以不病，患者是这个过程中耗大于生。例如，很多调查中表明大学研究人员的寿命平均50余岁，是因为思虑过多，损耗阳气所致，所以锻炼要抓住生阳这一主导，而站桩是最适应这一思想的。

为什么站桩功能升阳呢？

其一，站桩功要求心理上的平静，要求口不言，眼无所视，耳无所听，心中无虑，这就减少了人体阳气的消耗。同时他又加强了人体的内动，这种动不是肢体的动，当代拳学宗师王芗斋曾说"不动乃是生生不已之动"，站桩功的外形保持不变，而内部气血运行生生不息。曾有西医检测站桩后人体血小板数增加，携氧度增加，各种抵御病毒侵害的细胞都有所增长。很多运动一旦耗氧量增加心跳加快，就不免呼吸加快，呼吸急促，运动量过大时会导致细胞缺氧而妨害肌体健康。唯有站桩一法可以加快心跳50%，同时降低呼吸次数，提高人体对氧气的利用率，也符合了升阳大于耗阳这一理论。这种血象指标的检验可以很直观地揭示人体的变化。

其二，从道上讲，扶阳这一理论立足于"一"。"道生一，一生二，二生三，三生万物"，万物也对应万病，就有无数的治疗方法，如西医，把病分开来看，头痛医头，脚痛医脚。站桩在武术中就是属于"一"的范围，也就是阳，而后演化诸种招法、拳法。

由此得之，"太极抱球站桩功"抓住了养生健身的根本之道，升发阳气，强健身体，至为简易，大道唯一，正如《黄帝内经》所言"提挈天地，把握阴阳，呼吸精气，独立守神，肌肉若一"。

膏方调理法

体寒怕冷——温阳通经膏

【药物组成】

1.中药煎剂

当归150g，桂枝100g，炒白芍100g，川芎60g，细辛30g，通草30g，制附子30g，生晒参60g，炒白术150g，干姜60g，茯苓150g，陈皮100g，淫羊藿200g，炙甘草60g。

2.胶类药

龟甲胶50g，鹿角胶100g，阿胶50g。

3.调味药

生姜汁100mL，蜂蜜100g，饴糖100g。

4.药物加减方法

睡眠欠佳者，加炒酸枣仁150g，首乌藤200g；食纳欠馨者，加生山楂100g，炒麦芽200g；便秘者，加火麻仁120g，肉苁蓉100g；手足冷明显者，加桂枝至120g，肉桂50g（后下）；胃脘及腹部冷明显者，加干姜至100g，加制附子至50g；腰部及膝盖怕冷明显者，加制附子至50g，杜仲150g。

【制备方法】

1.中药饮片入冷水在砂锅中浸泡约1小时，煎煮，先用武火煮开，再用文火煮30分钟，煎出药汁约300mL，倒出。

2.将药渣添冷水继续煎煮，先用武火煮开，再用文火煮15分钟，煎出药汁约300mL，倒入第一次的药汁中。

3.同上煎煮法煎煮第三次，煎出药汁约300mL，倒入前两次的药汁中。

4.把阿胶、龟甲胶、鹿角胶放入黄酒浸泡去腥，待膏溶胀后，倒入煮好的清药汁中。

5.煎煮浓缩药汁，沉淀，离火待用。

6.将生姜汁、蜂蜜、饴糖冲入浓缩药汁，用文火煎熬，不停搅拌，熬至黏稠状。

7.离火，自然冷却。用洁净干燥的搪瓷罐、瓷罐、砂锅存放于冰箱，若用砂锅存放，砂锅底最好抹一层麻油。

此为1个月左右的膏滋量。

【服用方法】

温水兑服，一次1匙（每匙15mL），第1周早饭前空腹服用1次，从第2周起早饭前、晚睡前各服用1次。

【功效】

温补脾肾，散寒通经。

【适用人群】

尤其适用于脾肾阳虚，体寒喜暖，四肢怕冷，或生冻疮，雷诺综合征的人群。

注意事项

服本方期间忌服萝卜、辛辣刺激、油腻、生冷等不易消化食物。
感冒、发热、腹泻等急性病患者忌服；孕妇忌服。

慢性咳喘——温肺止咳膏

【药物组成】

1.中药煎剂

生麻黄30g，桂枝100g，当归100g，炒白芍100g，细辛30g，五味子60g，法半夏100g，干姜60g，茯苓100g，陈皮100g，杏仁100g，紫菀150g，款冬花150g，炙甘草60g。

2.胶类药

龟甲胶50g，鹿角胶50g，阿胶100g。

3.调味药

生姜汁200mL，冰糖100g。

4.药物加减方法

睡眠欠佳者，加百合200g，远志60g；食纳欠馨者，加生山楂100g，炒谷芽200g；便秘者，加紫菀至300g，桃仁100g；痰多色白者，加干姜至100g，加陈皮至120g；痰黏色黄者，加炒黄芩100g，浙贝母100g；咽痛咽痒者，加射干100g，薄荷30g（后下）。

【制备方法】

1.中药饮片入冷水在砂锅中浸泡约1小时，煎煮，先用武火煮开，再用文火煮30分钟，煎出药汁约300mL，倒出。

2.将药渣添冷水继续煎煮，先用武火煮开，再用文火煮15分钟，煎出药汁约300mL，倒入第一次的药汁中。

3.同上煎煮法煎煮第三次，煎出药汁约300mL，倒入前两次的药汁中。

4.把阿胶、龟甲胶、鹿角胶放入黄酒浸泡去腥，待膏溶胀后，倒入煮好的清药汁中。

5.煎煮浓缩药汁，沉淀，离火待用。

6.将生姜汁、冰糖冲入浓缩药汁，用文火煎熬，不停搅拌，熬至黏稠状。

7.离火，自然冷却。用洁净干燥的搪瓷罐、瓷罐、砂锅存放于冰箱，若用砂锅存放，砂锅底最好抹一层麻油。

此为1个月左右的膏滋量。

【服用方法】

温水兑服，一次1匙（每匙15mL），第1周早饭前空腹服用1次，从第2周起早饭前、晚睡前各服用1次。

【功效】

温肺化痰，止咳平喘。

【适用人群】

尤其适用于阳虚水饮，慢性咳喘，遇寒加重的人群。

注意事项

服本方期间忌服辛辣刺激、油腻、生冷等不易消化食物。
孕妇忌服。

起居饮食生活心法

一、起居调养

阳虚质者耐春夏不耐秋冬，秋冬季节要适当暖衣温食以养护阳气，尤其要注意腰部和下肢保暖。夏季暑热多汗也易导致阳气外泄，要尽量避免强力劳作、大汗伤阳，也不可恣意贪凉饮冷。在阳光充足的情况下适当进行户外活动，不可在阴暗潮湿寒冷的环境中长期工作和生活。

二、饮食宜忌

【适宜食物】

大米、黑米、糯米、花生、芡实、蚕豆、刀豆、豇豆、樱桃、葡萄、苹果、山楂、柠檬、桂圆、桃子、荔枝、金橘、核桃仁、栗子、榴梿、杏子、核桃仁、橘子、香橼、佛手、樱桃、杨梅、银杏、石榴、木瓜、玫瑰花、玉兰花、酒酿、咖啡、米酒、烧酒、大蒜、大葱、洋葱、韭菜、芥菜、香菜、香椿、大头菜、生姜、桂皮、花椒、胡椒、小茴香、辣椒、丁香、砂仁、韭菜、芥菜、香菜、香菇、蘑菇、木耳、卷心菜、番茄、扁豆、油菜、胡萝卜、马铃薯、淡菜、鹿肉、牛肉、羊肉、狗肉、鸡肉、麻雀肉、泥鳅、鲢鱼、海参、鲍鱼、带鱼、黄鳝、虾（龙虾、对虾、青虾、河虾等）、鸡蛋、鹅蛋、羊奶等。

请注意：如果对上述食品有过敏反应，应立刻停止继续服用。

【禁忌食物】

鸭肉、兔肉、獭肉、甜瓜、鸭血、鸭蛋、阿胶、牛奶、酸奶、甲鱼、螃蟹、田螺、螺蛳、蚌肉、蚬肉、柿子、柿饼、柚子、柑、香蕉、无花果、梨子、西瓜、黄瓜、苦瓜、地瓜、菜瓜、生藕、生萝卜、丝瓜、冬瓜、莴苣、紫菜、地耳、金针菇、草菇、落葵、莼菜、发菜、罗汉果、荸荠、菊花脑、薄荷、金银花、菊花、槐花、绿茶等。

三、食疗药膳

【菜肴】

1.韭菜炒鲜虾

原料：韭菜250g，鲜虾400g（去壳），菜油、食盐、葱、生姜、料酒各适量。

制法：韭菜洗净，切成长3cm的节；鲜虾剥去壳，洗净；葱切成段，生姜切成米粒大小。锅烧热，倒入菜油，烧沸，放入葱爆锅，倒入虾仁和韭菜，再放入姜米、料酒，连续翻炒熟，起锅即成。若治阳痿，食用时可饮白酒。

功效：本菜是一道健胃补虚，益精壮阳的滋补佳肴。适合阳虚体质亚健康易发阳痿者，女性亦可用。

服法：佐餐食用。

2.茴香炖猪腰

原料：八角茴香15g，猪腰子2个，生姜、葱、食盐、料酒各适量。

制法：猪腰子洗净，从凹处开一口，将八角茴香、食盐装入腰子内，用白线缝合。猪腰子放入砂锅中，加生姜、葱、料酒及水适量，置武火上烧沸，移文火上炖熟即成。

功效：这是一道滋补强壮的食疗佳品，具有温阳、散寒、理气的作用。适合阳虚体质亚健康易发肾虚腰痛、寒疝腹痛者。

服法：佐餐食用。

【汤羹】

1.当归生姜羊肉汤

原料：羊肉500g，当归20g，生姜30g，料酒、食盐各适量。

制法：当归、生姜冲洗干净，用清水浸软，切片备用。羊肉剔去筋膜，放入开水锅中略烫，除去血水后捞出，切片备用。当归、生姜、羊肉放人砂锅中，加清水、料酒、食盐，武火烧沸后撇去浮沫，再改用文火炖至羊肉熟烂即成。

功效：这是一道温中补血、祛寒止痛的药膳佳品。适合阳虚体质亚健康者，尤其适用于妇女虚寒性痛经、月经不调者，男性亦可滋补强壮。

服法：佐餐食用。

2.羊肉羹

原料：羊肉250g，萝卜1个，草果3g，陈皮3g，良姜3g，胡椒3g，荜茇3g，葱白3g，生姜少许。

制法：羊肉剔去筋膜，洗净后入沸水锅内汆去血水，捞出后再用凉水漂洗干净，切成约1cm的丁。萝卜洗净泥土，切成厚0.3cm的片；将草果、陈皮、良姜、荜茇用洁净的纱布袋装好并扎口；胡椒拍破，葱白切成节，生姜洗净拍破。羊肉丁和以上药物同置炒锅中，加入清水适量，并加葱和生姜，武火烧沸，打去浮沫，再用文火煨2～3小时，至肉酥烂即可。捞出药包，除去葱和生姜，略调味即成。

功效：这是一道补肾温阳、散寒止痛的药膳食疗佳品。适合阳虚体质亚健康易发阳痿、宫冷不孕者。

服法：佐餐食用。

【粥食】

1.鲜虾粥

原料：大米100g，鲜虾100g，生姜、食盐适量。

制法：先将鲜虾洗净去壳，再将大米淘洗干净，放入砂锅内，加入适量的水，放入适量生姜，用文火煮至粥熟放入适量食盐即成。

功效：这是一道温养脾胃、温肾壮阳的药膳食疗养生粥。

服法：佐餐食用。

2.核桃莲子粥

原料：核桃仁50克，糯米50克，莲子20克，大枣5枚，红糖适量。

制法：将莲子去心，大枣去核，糯米淘洗干净。将莲子、核桃仁、大枣、糯米放入砂锅中，加水500mL，用武火烧开，再改文火烧30分钟，调入适量红糖即可。

功效：这是一道补脾益肾、宁心安神的药膳食疗养生粥。

服法：佐餐食用。

【茶饮】

1.核桃桂圆茶

原料：核桃仁10g，桂圆肉15g。

制法：将核桃仁洗净，放入杯中，与桂圆肉一起开水冲泡。

用法：代茶饮，每日温服。

功效：本茶具有补肾养血的功效。

2.温阳药酒

原料：鹿角片15g，肉苁蓉100g，熟地黄30g，白参15g，肉桂10g，枸杞子150g，白酒3000mL。

制法：将所有的药用水洗净研成粗末后装进用三层纱布缝制的袋中，将口系紧。浸泡在白酒坛中，封口，在火上煮1小时。药冷却后，埋入净土中，5天后取出来。再过7天，开启，去掉药渣包将酒装入瓶中备用。

用法：每次10～30mL，每日服3次，饭前将酒温热服用。

功效：本药酒方具有滋补元阳、益气养血、强壮人体精气神的功效。

温馨提示：若已患糖尿病、肥胖、高脂血症、痛风等疾病，应遵照相应的饮食规范。如：糖尿病患者少食含糖量高的食物；高脂血症及肥胖患者应少食高胆固醇、高糖、高脂肪食物；痛风患者禁食啤酒、动物内脏、海鲜类等嘌呤含量较高的食物。

穴位保健法——阳虚质穴位按摩

经络调理重在温经散寒、调经理气，常取足少阴肾经及督脉的穴位。肾俞、关元、命门、足三里、气海、腰阳关、神阙、脾俞、百会、悬钟、涌泉等穴位可以补肾助阳，改善阳虚体质。常用的艾条灸脊背也是一种好方法，脊背为督脉循行之处，而督脉为诸阳之会，所以艾灸会升发阳气。艾灸取穴可选神阙、足三里、申脉、养老等穴。

一、神阙

位置：位于人体的腹中部，脐中央。

经属：任脉。

操作：用拇指端按揉1～3分钟，或者用艾灸法，每日2次，每次10～15分钟。

说明：神阙在肚脐正中，就是通常说的肚脐眼儿。"神"是生命力，"阙"是君主所在城池的大门，所以神阙又有"命蒂"之称。我们都知道，胎儿就是靠着脐带从母体里吸收营养的，这样就能理解为什么神阙是身体的一大要穴了。

首先脐是胎儿从母体吸收营养的途径，所以向内连着人身的真气真阳，能大补阳气；另外，脐部有任、带、冲三脉通过，联系五脏六腑，所以如果各部气血阴阳发生异常变化，可以借刺激神阙穴来调整全身，达到"阴平阳秘，精神乃治"的状态。

中医认为脐腹属脾，所以本穴能治疗脾阳不振引起的消化不良，全身性的阳气不足，包括四肢发凉怕冷、男科及妇科等多种生殖系统疾病。

脐疗的历史悠久，早在春秋战国时代就有肚脐填药的记载，汉代的医圣张仲景在《金匮要略》中也记载了脐疗法。后世的阐述更详细，例如，晋代的葛洪记载治疗霍乱时，是把盐放在脐中，灸二七壮；明朝龚廷贤在《万病回春》里，用五倍子与醋熬成膏，敷脐治小儿泄泻。脐疗现在已经发展为一种独立的外治法，对于泌尿生殖系统、消化系统、神经系统等疾病的预防与治疗很有效，它主要是把药物制成膏、丹、丸、散，贴在肚脐上，再用纱布或胶带固定，有时还需要艾灸。

平时的保健，建议以按摩或艾灸为主。

二、关元

位置：位于下腹部，前正中线上，当脐中下3寸。

经属：任脉。小肠的募穴。

操作：用拇指端按揉1～3分钟，或者用艾灸法，每日2次，每次10～15分钟。

说明：关元穴位于脐下3寸处，也称玄关，它就像人身体的一个阀门，将人体元气关在体内不泄漏，是男子藏精、女子蓄血之处，是人身上元阴、元阳的交关之处，也是元气的关隘，所以叫"关元"，是固气保健的要穴。通过对这个穴进行按摩或艾灸，能使人的元气源源不绝。

我们的先祖们在养生中特别看重这个穴位，认为这就是练长生不老丹的最佳位置，将之称为"丹田"，就像种庄稼需要田地一样，这个位置就是种"丹"的田地。其实"丹"就是"元气"，也可以理解成一种"能量"，关元穴就相当于储存能量的能量库。

此穴为任脉上的主要穴道之一，主治泌尿、生殖系统疾病，如遗尿、尿血、尿频、尿潴留、尿道痛、痛经、闭经、月经不调、遗精、阳痿、早泄、性冷淡等；此外，对神经衰弱、失眠、手脚冰冷、荨麻疹、精力减退、肥胖、消瘦等也很有疗效。

三、气海

位置：位于下腹部，前正中线上，当脐中下1.5寸。

经属：任脉。肓的原穴。

操作：用拇指端按揉1～3分钟，或者用艾灸法，每日2次，每次10～15分钟。

说明：请参考气虚质穴位按摩中关于气海的说明。

心身疗愈法

体凉畏寒怕冷的阳虚质，多多少少性格中带着一些冷漠与消沉，每天一刻钟的"观想意念疗法"对该种体质身心疗愈作用明显。

"观想意念疗法"是用内在信念疗愈自我的一种有效方法，古人的"望梅止渴"和"画饼充饥"都是运用观想取得成效的最好例证，具体操作方法如下。

找一个喜欢的位置坐着或者躺着都可以，呼吸保持自然，双目垂帘。当呼吸均匀全身放松时，就开始想象一处风景秀丽空气清新的地方，太阳的光柔和温暖一点都不刺眼，同时暗示自己这里的阳光拥有爱和智慧的力量。然后逐渐把注意力转移到额头上，觉察一下额头是紧缩的还是舒展的，眉头紧缩，可以尝试着面带微笑，让额头舒展开，然后把注意力放到全身的汗毛孔上，试着用汗毛孔吸气和呼气，也许最初的时候你还体验不到这种感觉，你可以想象汗孔像长了鼻子一样，开始呼吸，同时不断地用意念告诉自己"吸进去温暖的阳光和智慧，呼出去寒气排出体外"，随着不断的吸气和呼气，感觉身体的每一条经络都充满着温暖。

约一刻钟后，带着喜悦默默地感恩阳光给予的温暖，感恩大地母亲的滋养。

继续闭着眼睛带着这份温暖朗读唐朝李白的古诗。

望庐山瀑布

日照香炉生紫烟，遥看瀑布挂前川。

飞流直下三千尺，疑是银河落九天。

不断吟诵中是否会出现一幅绚丽壮美的图景，顺其自然跟随内心，直至身心满足。

阴 虚 质

代表人物——齐天大圣孙悟空

我认为孙悟空的体质属于阴虚质，因为在《西游记》中，他总是和"火"有不解之缘——太上老君的炼丹炉、铁扇公主的火焰山、红孩儿的三昧真火。

话说孙大圣因酒醉大闹天宫，搅乱王母娘娘的蟠桃盛会，偷吃太上老君的万年金丹，练得金刚之躯，阴差阳错间在太上老君的炼丹炉中练就火眼金睛。

被大圣蹬倒的炼丹炉，其中有几块砖从天上掉落下来，内有余火，便化成了火焰山。孙悟空一借芭蕉扇，却见第一扇火光熊熊，第二扇火气愈烈，第三扇火头有万丈之高，并烧掉了孙悟空的两根毫毛，方知上当受骗，借来的是假扇，后来三借芭蕉扇才使得火焰山降温。

孙悟空碰到了结义哥哥牛魔王的儿子红孩儿，被那小子一顿火烧，差点送了长生不死的性命。那是什么火？三昧真火。

要了解孙悟空的体质，古代医家有关阴虚质的特征表述，可以概括为以下三点：

一、阴虚质多见热象

《灵枢·刺节真邪论》曰："阴气不足则内热。"《伤寒总病论》亦指出："凡人禀气各有盛衰，宿病各有寒热。因伤寒蒸起宿疾，更不在感异气而变者。假令素有寒者，多变阳虚阴盛之疾，或变阴毒也"《丹溪医论选》说："人之生也，体质各有所偏，偏于阴虚，脏腑燥热，易感温病。"

孙悟空经历了那么多次"火"的考验，怕热是理所当然的事。

二、阴虚质多见形瘦色苍

与阳虚质相应，在《临证指南医案》中明确提出了"阴虚体质""木火体质"等，阴虚质形瘦、色苍是众多医家的共同认识。叶天士通过临床观察总结了温热病中阴虚质的特征，如"瘦人阴不足""体瘦质燥之人""瘦人多火"等。《金子久专辑》中对阴虚体质这样描述："形瘦尖长，皮色憔悴，阴虚木火无疑。"

三、阴虚质的性格特征

《素问·痹论》曰："阴气者，静则神藏，躁则消亡。"故阴虚质多见性格外向、活泼，喜动不喜静。

孙悟空性格外向，活泼好动，脾气暴躁，一点就着，这些都属于典型的阴虚燥热型的性格。

按照中医体质学关于体质特征描述的几个方面即形体特征、生理表现、心理特征、发病倾向等，阴虚质的主要特征可概括为。

形体特征：体形瘦长。

心理特征：性情急躁，外向好动，活泼。

发病倾向：平素易有阴亏燥热的病变，或病后易表现为阴亏症状。

对外界环境适应能力：平素不耐热邪，耐冬不耐夏，不耐受燥邪。

常见表现如下。

主项：手足心热，平素易口燥咽干，鼻微干，口渴喜冷饮，大便干燥，舌红少津少苔。

副项：面色潮红，有烘热感，两目干涩，视物模糊，唇红微干，皮肤偏干，易生皱纹，眩晕耳鸣，睡眠差，小便短，脉象细弦或数。

阴虚体质指的是由于体内津液精血等阴液亏少，以阴虚内热等表现为主要特征的体质状态。阴液亏少，机体失却濡润滋养，故体形瘦长，平素易口燥咽干，鼻微干，大便干燥，小便短，眩晕耳鸣，两目干涩，视物模糊，皮肤偏干，易生皱纹，舌少津少苔，脉细；同时由于阴不制阳，阳热之气相对偏旺而生内热，故表现为一派虚火内扰的证候，可见手足心热，口渴喜冷饮，面色潮红，有烘热感，唇红微干，睡眠差，舌红脉数等。阴亏燥热内盛故性情急躁，外向好动，活泼；阴虚失于滋润，故平素易患有阴亏燥热的病变，或病后易表现为阴亏症状，平素不耐热邪，耐冬不耐夏，不耐受燥邪。

❀ 情志相胜疗法

阴虚质者性情较急躁，容易发火，外向好动，活泼，常常心烦易怒。平时宜克制情绪，遇事冷静，安神定志，舒缓情志，学会正确对待喜与忧、苦与乐、顺与逆，保持稳定的心态。可以用练书法、下棋来怡情悦性，用旅游来寄情山水、陶冶情操。平时多听一些曲调舒缓、轻柔、抒情的音乐。

阴虚质者如果出现急躁、心烦、易怒的不良情绪，如何运用"情志相胜疗法"来解决问题呢？可以参考中国古代经典案例。

案例 1

一民妇，因其夫好赌，夫妻吵闹，遂成气鼓，夫问诊于先生。先生随便从地上捋了几把草，告之曰，你在妇前用慢火煮之，颜必和，声必下，侍奉好饭菜外，每天需煎煮10次。过了不到3天，妇人的病就好了。有人问其中的道理，先生说，我不过以草为媒平其心和其气罢了。（《傅山传奇》）

解读：傅山，字青主，明末清初著名医学家。先生一生高风亮节，学究天人，至今仍有许多逸闻传颂。本案例为先生晚年奇事，亦可一窥先生老来医术精深，常常采用情志相胜疗法不药而愈。

案例 2

清初，太原有个女子叫"粉莲"，因受了丈夫李小牛的气得了病。李小牛请了许多医生都没治好，就去请傅山先生。傅山说："此病不见病人也能治，只是我手头药味不全，你去捡一块鸡蛋大小的深色石头，用温火煎，水煎少了，再添上继续煎。啥时候煮软了，你来拿药。千万不能让水干了，要人不离火。"李小牛捡了一块鸡蛋大小的深色石头，但是添了七七四十九次水，石头还没软。妻子坐起来问："是不是煎法不对？"小牛说："傅山先生就是让这样煎的。"妻子说："要不，我看着火，你去问问。"说着下了炕。小牛去问傅山先生："已经煎了两天了，药引怎么一点也不见软？"傅山反问："现在谁替你看火？""我妻子看着呢。""她的病已经好啦。此病要治首先得消气，她见你那么没日没夜地煮石头，气就消了。气消则肝木苏，肝木苏则脾胃自然运谷。她能替你煮石头，说明病已好了。"小牛回家一看，妻子的病果然好了。（《傅山传奇》）

解读：俗话说"夫妻吵架，床头吵床尾和。"这说明，夫妻吵架是很正常的现象，往往为的是一些生活琐事，一般很短时间就会和好如初，本案例虽然有些夸张，但临床上，夫妻一方为另一方煎药，甚至是喂药，都可以增进夫妻感情，如果是因此而导致的疾病，可以很快治愈。

案例 3

一女伤于怒，内向卧不得转。迪诊之，因索化作妇人妆，且歌且笑，患者闻之，不觉回顾，大笑而愈。（清《武进县志》）

解读：在这里怒为阴性情志，笑为阳性情志，用相反的情志以笑制怒，可使用阴阳恢复平衡，疾病也随之而愈。

案例 4

张子和治妇人"怒"病，问病人曰："心欲常痛哭为快否？"妇曰："欲如此，余亦不知所谓。"张又曰："少阳相火，凌的肺金，金受屈制，无所投告，肺主悲，但欲痛哭为快也。"于是，张子和鼓励病人尽量痛哭，其病得以康复。（《儒门事亲》）

解读："以悲胜之"，是根据《黄帝内经》"悲则气消"和"悲胜喜"的作用，促使患者发生悲哀，达到康复身心目的的一类疗法，对于消散内郁的结气和抑制兴奋的情绪有较好作用，最适于患者自觉以痛苦为快的病症。此病例为木火的伤肺金，肝肺气郁，故以哭出为快。

案例 5

项关令之妻，病怒，不欲食，常好叫呼怒骂，欲杀左右，恶言不辍。众医皆处药，几半载尚尔。其父命戴人（张子和）视之，戴人曰："此药难以治。"乃使二姐，各涂丹粉，作伶人之状，其妇大笑。次日又作角抵，又大笑。其旁常以两个能食之妇，夸其食美，此妇亦索其食，而为一尝之。不数日，怒减食增而瘥，后得一子。（《儒门事亲·内伤形》）

解读：此案令其大笑，是应用以"喜胜怒"的情志相胜疗法，诱其尝食，就是应用了直接引入和模仿的暗示原理，相当于现代的暗示疗法，即医生在患者觉醒状态下绕开患者的思考功能，以言谈举止、道具（如药物、器械）等影响患者的潜意识，称觉醒态暗示。本案亦显示出古人高超的临床心理学技巧。

站桩功法——白鹤亮翅站桩功

功法讲解

1.早晨面向东面（朝阳），晚上面向北面（北极星），下午不能面向西方。

2.左手掌心向下置于身体左侧，左手下按；右手掌心向前上，右手上掤。

3.两臂撑圆饱满，松肩沉肘。

4.两脚分开与肩同宽，微微下蹲，左脚虚脚点地，重心在右腿（力量分配约三七开），裆部撑圆。

5.两目前视，眼睛似睁非睁，似合非合。

6.舌抵上腭，不出声音默念："啊ā——哂xī——嘘xū——吹chuī"。配合"呼——吸——呼——吸"。（图10）

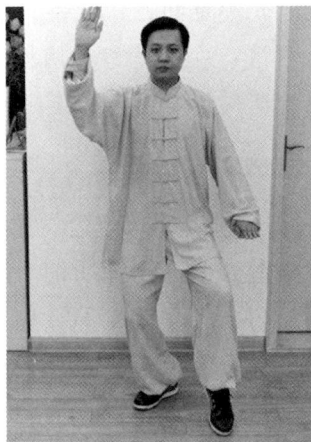

图10　阴虚质心身养生站桩功法示范图

功法要点

1.选择练功环境宜优雅、安静、舒适，温度适宜，最好在草地或泥地上，周边有树或河流湖泊。

2.站桩前请先进行放松功法练习。

3.站桩过程中要做到意念集中，思想清静，抛弃一切思想杂念。

4.吸气时，提肛，五趾抓地，舌抵上腭，意念大自然之精华慢慢向上托起，托过头顶百会穴。呼气时，全身放松，气沉丹田（肚脐以下3寸处，又名"关元"穴），意念大自然精华之气往下沉至丹田，然后储备起来。

5.两肩放松，屈膝松胯，注意不要挑肩、架肘、撅臀。

6.不要过于下蹲，宜量力而行，时间因个人体力而异，每次短则半分钟，长可达数分钟。

功法效果

1.刚开始第一天可以感觉到，从丹田发出一股热流往下去走至右膝盖，右腿脚出现发沉、弹抖、发热等都是很好的现象。

2.站桩时如果觉得头脑清醒，矢气增多，这就是清气上升，浊气下降的表现，是非常好的现象。

3.每天至少坚持30分钟，第二、第三天感觉小腿发沉，第四、第五天感觉脚底发沉，第七天清气上升至头顶百会穴，浊气下降至脚底涌泉穴。

4.最终能感觉到上虚下实，即丹田以上非常虚灵，脚跟非常稳固，这便是最好的效果。

养生原理

白鹤亮翅，是大家最耳熟能详的太极招式之一。最早在陈氏太极拳中被称为白鹅亮翅，在陈氏太极拳第八代传人陈鑫的《陈氏太极拳图说》中记载："如白鹅之鸟舒展羽翼象形也。"至今陈氏、杨氏、吴氏、武氏、孙氏、和氏太极拳中仍沿用"白鹅亮翅"的叫法。它的动作舒展，攻防能力相当强。

为何选择此动作为阴虚质的站桩功法，主要在于其左右姿势的不均衡。根据阴阳平衡理论，人体中的"阴"亏虚了，必然会导致"阳"的亢盛，即"阴虚阳亢"，在这种状态下，必须扶阴抑阳。

《黄帝内经》认为："左右者，阴阳之道路也。"在人体中，左为阳，右为阴，此时若想扶阴抑阳，就应该将人体左右两边的平衡打破，偏重于人体右边的沉降，也就是扶阴。

天地之间的一切事物，实际上都是一团气在不停地转，就像太阳东升西落一样，升降回旋，如环无端。而人秉天地之气生，天人合一，所以人也是一团气，人这团气也在如环无端地不停周流着。

从这个角度来认识人体的生理和疾病，就简单多了。脾胃是人体的中焦，人体这团气就是从脾胃开始升降周流出来的。人体这一气往上升的时候，就是身体的肝气和心气，往下降的时候，就是人体的肺气和肾气。脾胃之气位居中焦，成为肝心肺肾升降的枢轴。

人体的这一气，升不上去会生病，降不下来也会生病，中焦脾胃之气转动不利还是会生病。人所有的疾病，其实都是这样产生的。或升不上去，或者降不下来，或者枢轴不利。治疗的时候，只要升不上去的帮它升，降不下来的帮它降，中焦不运的帮助它健运中焦，所有的疾病都可以很简单地治愈。

"白鹤亮翅站桩功"可恢复人体的气机升降，最终使得人体的阴阳相互平衡，达到《黄帝内经》所言"阴平阳秘"的最佳境界。

膏方调理法

大便干结——滋阴缓下膏

【药物组成】

1.中药煎剂

生地黄150g，玄参150g，麦冬150g，当归100g，生白芍300g，制何首乌150g，肉苁蓉100g，生白术300g，茯苓100g，杏仁100g，制大黄60g，枳实150g，火麻仁120g，厚朴100g，紫菀300g。

2.胶类药

龟甲胶50g，阿胶150g。

3.调味药

蜂蜜300g。

4.药物加减方法

睡眠欠佳者，加柏子仁100g，首乌藤200g；食纳欠馨者，加生山楂100g，炒谷芽200g；痔疮出血者，加生地榆300g，炒槐花100g。

【制备方法】

1.中药饮片入冷水在砂锅中浸泡约1小时，煎煮，先用武火煮开，再用文火煮30分钟，煎出药汁约300mL，倒出。

2.将药渣添冷水继续煎煮，先用武火煮开，再用文火煮15分钟，煎出药汁约300mL，倒入第一次的药汁中。

3.同上煎煮法煎煮第三次，煎出药汁约300mL，倒入前两次的药汁中。

4.把阿胶、龟甲胶放入黄酒浸泡去腥，待膏溶胀后，倒入煮好的清药汁中。

5.煎煮浓缩药汁，沉淀，离火待用。

6.将蜂蜜冲入浓缩药汁，用文火煎熬，不停搅拌，熬至黏稠状。

7.离火，自然冷却。用洁净干燥的搪瓷罐、瓷罐、砂锅存放于冰箱，若用砂锅存放，砂锅底最好抹一层麻油。

此为1个月左右的膏滋量。

【服用方法】

温水兑服，一次1匙（每匙15mL），第1周早饭前空腹服用1次，从第2周起早饭前、晚睡前各服用1次。

【功效】

滋阴养血，润肠通便。

【适用人群】

尤其适用于肠燥阴伤，大便干结难解的人群。

注意事项

服本方期间忌服鸡血、鸭血等血制品；忌服辛辣刺激、油腻、生冷等不易消化食物。

感冒、发热等急性病患者忌服；孕妇忌服。

心烦失眠——安神定志膏

【药物组成】

1.中药煎剂

百合200g，生地黄150g，麦冬150g，炒枣仁150g，生栀子100g，黄连30g，黄芩100g，炒白芍150g，首乌藤300g，茯苓150g，茯神150g，姜半夏

100g，夏枯草150g，紫贝齿100g（先煎），生龙骨100g（先煎）。

2.胶类药

龟甲胶50g，阿胶100g。

3.调味药

生姜汁100mL，蜂蜜100g，冰糖100g。

4.药物加减方法

食纳欠馨者，加生山楂100g，炒麦芽200g；便秘者，加火麻仁120g，决明子150g；睡眠浅，易受惊者，加竹茹100g，法半夏100g；噩梦纷扰者，加生龙骨至300g，生牡蛎300g（先煎）。

【制备方法】

1.将生龙骨、紫贝齿两味药物添加适量冷水放入砂锅中煮开，放入在外面已经用冷水浸泡约1小时的中药饮片，共同煎煮，用武火煮开，再用文火煮30分钟，煎出药汁约300mL，倒出。

2.将药渣添冷水继续煎煮，先用武火煮开，再用文火煮15分钟，煎出药汁约300mL，倒入第一次的药汁中。

3.同上煎煮法煎煮第三次，煎出药汁约300mL，倒入前两次的药汁中。

4.把阿胶、龟甲胶放入黄酒浸泡去腥，待膏溶胀后，倒入煮好的清药汁中。

5.煎煮浓缩药汁，沉淀，离火待用。

6.将生姜汁、蜂蜜、冰糖冲入浓缩药汁，用文火煎熬，不停搅拌，熬至黏稠状。

7.离火，自然冷却。用洁净干燥的搪瓷罐、瓷罐、砂锅存放于冰箱，若用砂锅存放，砂锅底最好抹一层麻油。

此为1个月左右的膏滋量。

【服用方法】

温水兑服，一次1匙（每匙15mL），第1周早饭前空腹服用1次，从第2周起早饭前、晚睡前各服用1次。

【功效】

清心除烦，安神定志。

【适用人群】

尤其适用于心阴不足，虚火内扰，心烦失眠的人群。

┌─ 注 意 事 项 ─────────────────────┐

服本方期间忌服辛辣刺激、油腻、生冷等不易消化食物。

感冒、发热、腹泻等急性病患者忌服；孕妇忌服。

└──────────────────────────────┘

起居饮食生活心法

一、起居调养

　　阴虚之体质由于阴不制阳而阳气易亢，应保证充足的睡眠时间，以藏养阴气；工作紧张、熬夜、剧烈运动、高温酷暑的工作生活环境等均应尽量避免；特别是冬季，更要注意保护阴精。肾阴是一身阴气之本，阴虚体质者要节制房事，惜阴保精。阴虚体质者还应戒烟，《本草汇言》云其"味苦辛，气热，有毒"，长期吸烟易致燥热内生，容易出现口干咽燥或咳痰咯血。

二、饮食宜忌

【适宜食物】

　　大米、黑米、燕麦、黑豆、小米、荞麦、麦芽、谷芽、绿豆、黑芝麻、黄豆、豌豆、豆腐、豆浆、甘蔗、梨子、苹果、山楂、桃子、杨桃、猕猴桃、葡萄、莲子、桑椹、大枣、李子、枇杷、柑子、柚子、罗汉果、芒果、柿子、香蕉、西瓜、甜瓜、白砂糖、冰糖、芹菜、茼蒿、菠菜、荠菜、空心菜、苋菜、马兰头、山药、百合、荸荠、莲藕、茄子、番茄、竹笋、芦笋、莴苣、紫菜、海藻、海带、丝瓜、苦瓜、黄瓜、苜蓿、莼菜、慈菇、黄花菜、白菜、茭白、葛根、蒲公英、北瓜、香菇、蘑菇、木耳、卷心菜、油菜、胡萝卜、西兰花、马铃薯、银耳、猪肉、兔肉、鸭肉、驴肉、龟肉、鳖肉、燕窝、蛤蜊、牡蛎、海蜇、蛏子、螃蟹、田螺、螺蛳、河蚌、牛奶、鸭蛋等。

【禁忌食物】

狗肉、羊肉、雀肉、海马、海龙、锅巴、炒花生、炒黄豆、炒瓜子、爆米花、荔枝、龙眼肉、佛手柑、杨梅、大蒜、韭菜、芥菜、辣椒、薤白、生姜、砂仁、荜茇、草豆蔻、花椒、白豆蔻、大茴香、小茴香、丁香、红参、肉苁蓉、锁阳、胡椒、肉桂、鸡肉、白酒、香烟，以及一切肥腻厚味、烧烤煎炸燥烈等物。

三、食疗药膳

【菜肴】

1.蜂蜜银耳蒸百合

原料：百合120g，蜂蜜30g，银耳30g。

制法：将百合、蜂蜜、银耳拌和均匀，蒸令熟软。

功效：本菜是一道清心润肺的滋补佳肴。适合阴虚体质亚健康常感虚烦失眠多梦者。

服法：佐餐食用。

2.莲子百合煲瘦肉

原料：莲子20g（去心），百合20g，猪瘦肉100g。

制法：用莲子、百合、猪瘦肉加水适量同煲，肉熟烂后用盐调味食用。

功效：这是一道清心润肺、益气安神的食疗佳品。适合阴虚体质亚健康常感咽干口燥、皮肤干燥者。

服法：佐餐食用。

【汤羹】

1.生地天冬猪肝汤

原料：生地黄20g，天冬15g，鲜菊花10朵，陈皮10g，猪肝150g，猪瘦肉150g，生姜3片。

制法：生地黄、天冬、鲜菊花、陈皮稍浸泡，洗净，陈皮去瓤；猪肝、猪瘦肉洗净，切为薄片状，用生抽、湿马蹄粉（或生粉）、生油各1汤匙及少许胡椒粉拌腌10分钟。先把生地黄、天冬、鲜菊花和陈皮、生姜放进铁镬里，加入清水1250mL（约5碗量），武火煲沸后改文火煲30分钟，加入猪肝和瘦肉、菊花瓣，滚熟，调入适量食盐和生油便可。

功效：这是一道疏肝气、滋肝阴、清肝热的药膳佳品。适合阴虚体质亚健康易感视物模糊者。

服法：佐餐食用。

2.玉竹百合猪瘦肉汤

原料：玉竹、百合各30g，猪瘦肉300g，生姜2～3片。

制法：玉竹、百合用清水洗净，稍浸泡；猪瘦肉亦用清水洗净，整块不用刀切；然后一起与生姜放进瓦煲内，加入清水2000～2500mL（8～10碗水量）。武火煲沸后改为文火煲2～3小时，调入适量食盐和少许生油便可。

功效：这是一道滋阴润燥、调和五脏的药膳食疗佳品。适合阴虚体质亚健康者食用。

服法：佐餐食用。

【粥食】

1.莲子银耳羹

原料：莲子20g，银耳10g，鸡蛋1个，冰糖60g，猪油20g。糖尿病患者将冰糖改为木糖醇。

制法：银耳放入盆内，加温水适量，浸泡约30分钟，待发透后摘去蒂头，择净杂质。用手将银耳撕成片状，莲子发透去心，然后把银耳、莲子同时倒入洁净的铝锅内，加水适量，置武火上烧沸后，移文火上煎熬2～3小时，至银耳煮烂为止。冰糖（或木糖醇）放入另一锅中，加水适量，置文火上溶化成汁，用纱布过滤；将鸡蛋打破取蛋清，兑入清水少许，搅匀后倒入锅中搅拌，待烧沸后打去浮沫，将糖汁倒入银耳锅内，起锅时加少许猪油即成。

功效：这是一道养阴润肺，益气生津的药膳食疗养生粥。适合阴虚体质亚健康常感咽干口燥、皮肤干燥者。

服法：佐餐食用。

2.百合莲子粥

原料：百合50g，糯米50g，莲子20g，大枣5枚，冰糖适量。糖尿病患者将冰糖改为木糖醇。

制法：将百合洗净，大枣去核，糯米淘洗干净。将莲子、百合、大枣、糯米放入砂锅中，加水500mL，用武火烧开，再改文火烧30分钟，调入适量冰糖（或木糖醇）即可。

功效：这是一道滋阴补气、宁心安神的药膳食疗养生粥。适合阴虚体质亚健康常感口燥咽干、心烦失眠者。

服法：佐餐食用。

【茶饮】

1.百合玉竹茶

原料：百合10g，玉竹10g。

制法：将百合、玉竹洗净，放入杯中，一起开水冲泡。

用法：代茶饮，每日温服。

功效：本茶具有养阴润肺、清心安神的功效。

2.沙参胖大海

原料：北沙参10g，胖大海1枚。

制法：将北沙参洗净，放入杯中，与胖大海一起开水冲泡。

用法：代茶饮，每日温服。

功效：本茶具有滋阴润肺，清嗓利咽的功效。

温馨提示：若患糖尿病、肥胖、高脂血症、痛风等疾病，应遵照相应的饮食规范。如糖尿病患者少食含糖量高的食物；高脂血症及肥胖患者应少食高胆固醇、高糖、高脂肪食物；痛风患者禁食啤酒、动物内脏、海鲜类等嘌呤含量较高的食物。

⊙ 穴位保健法——阴虚质穴位按摩

治宜滋阴降火，益气培元。由于阴分主要来自肾阴和后天之胃阴，故补阴侧重于滋肾阴和养胃阴。主要取足少阴经穴及相关背俞穴，如太溪、水泉、三阴交、肝俞、肾俞、肺俞、膏肓、横骨、照海、然谷。可自行按摩太溪、三阴交和照海三穴。

一、三阴交

位置：位于小腿内侧，当足内踝尖上3寸，胫骨内侧缘后方。

经属：足太阴脾经、足厥阴肝、足少阴肾之交会。

操作：用拇指端按揉1～3分钟。

说明：请参考平和质穴位按摩中关于三阴交的说明。

二、太溪

位置：位于足内侧，内踝后方，当内踝尖与跟腱之间的凹陷处。

经属：足少阴肾经。

操作：用拇指端按揉1～3分钟。

说明：肾是人的先天之本，人体的元阴和元阳都来源于它，所以肾是人体元气之源。太溪穴是肾经的原穴，是汇聚肾经元气的"长江"，具有极高的滋阴补肾之功。

中医认为肾藏精，肾中真阴包含着命门之火，即所谓的肾阳，是性功能和生殖能力的根本，同时还能温养五脏六腑，与人身的生长、发育、衰老有密切关系。脏腑有命门火的温养，才能发挥正常的功能。如果肾阴亏竭，阴不敛阳，就会出现虚阳上越的病证，表现为上热下寒、面色浮赤、头晕耳鸣、口舌糜烂、生疮等。

按摩太溪穴可以起到"引火归原"的作用，肾阴得到滋补，阳气才能敛藏，虚火下潜，阳气浮越之症得解。

三、照海

位置：位于人体的足内侧，内踝尖下方凹陷。

经属：足少阴肾经穴。八脉交会穴，通阴跷脉。

操作：用拇指端按揉1～3分钟。

说明：照海穴在奇经八脉中属阴跷脉，与足少阴肾经交会，为八脉交会要穴之一，有滋肾清热、通调三焦之功，既补益又清热。按揉这一个穴位既可以调理阴跷脉又可以调理肾经，可谓一举两得的妙法。照海最早见于《针灸甲乙经》，照，即照耀；海，大水之意。照海就是指肾经经水在此大量蒸发。孙思邈在《千金要方》里称此穴为"漏阴"，就是说这个穴位出了问题，人的肾水减少了，会造成肾阴亏虚，引起虚火上升。该穴不但能缓解胸膈满闷、咽喉干痛、声音嘶哑等症状，还对肩周炎、失眠有辅助作用，配肾俞、关元、三阴交等穴位，还可以主治月经不调。所以，阴虚体质所导致的失眠、咽干等症状，按摩此穴往往会收到立竿见影的效果。

心身疗愈法

阴虚质的人急躁，易怒，活泼，好动，回复心身平和，需要掌握一个"静"字。

宋代诗人苏东坡的诗句"宁可食无肉，不可居无竹"，似乎让人看到了回归自然的一种雅致生活，活脱脱展现了一种"静能生阴"的生活环境。

养生学家认为，竹林丛生之地的人们多长寿，所以把阴虚质者疗愈身心的地点放在竹林中，具体方法如下。

垂腿静坐，双目垂帘，双手自然地放在大腿上，掌心向下。想象着自己在负氧离子（空气中的维生素）含量很高的竹林处，周围被郁郁葱葱苍翠欲滴的竹林包围着，颇有安全感。

自然地呼吸着，身体的筋肌骨缝都被竹林之阴气滋养着。不断的吸气和呼气，吸气吸进竹林弥漫的滋阴之气，呼气轻轻的哼吟母音"ū"，并想象体内阴火呼出体外。

一刻钟后，轻吟低唱朗读道德经第八章《上善若水》。

上善若水，水善利万物而不争。处众人之所恶，故几于道。居善地，心善渊，与善仁，言善信，正善治，事善能，动善时。夫唯不争，故无尤。

静坐片刻，回到呼吸上，感受竹林之气在身体的流动，慢慢睁开眼睛，练习完毕。

痰 湿 质

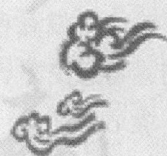
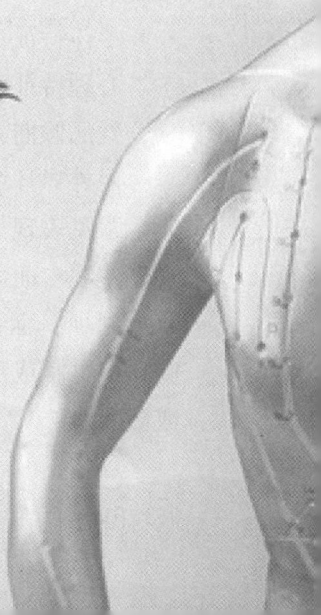

代表人物——卷帘大将沙和尚

说起《西游记》中的沙僧沙和尚，他不像孙悟空那么叛逆，也不像猪八戒那样好吃懒惰、贪恋女色，自他放弃妖怪的身份起，他就一心跟着唐僧，正直无私，任劳任怨，谨守佛门戒律，踏踏实实，谨守本分，最终功德圆满，被如来佛祖封为南无八宝金身罗汉菩萨。

虽然个性不鲜明的他戏份不多，但他是《西游记》里不能缺少的重要人物。尽管大家把更多注意力投向神通广大的悟空和笨拙搞笑的八戒，但相信一提起沙僧，人们多会发出一声赞叹：憨厚的人是最可爱的！

沙僧在取经途中表现出合作、顺从与随和的态度，经常担起调和与凝聚的任务。"以和为尚"就是沙和尚的人生信条。

如果从性格上来判定沙僧的体质，痰湿质与其最相似。痰湿质的人性格偏温和，稳重恭谦，豁达大度，多善于忍耐。

痰湿体质是由于津液运化失司，而痰湿凝聚，以黏滞重浊为主要特征的体质状态。综合古今医家对痰湿质特征的表述，对痰湿体质从形体特征、心理特征、发病倾向、对外界环境适应能力、常见表现等方面进行体质特征表述如下。

形体特征：体形肥胖，腹部肥满松软。

心理特征：性格偏温和，稳重恭谦，和达，多善于忍耐。

发病倾向：易患消渴、中风、胸痹等病证。

对外界环境适应能力：对梅雨季节及潮湿环境适应能力差，易患湿证。

常见表现如下。

主项：面部皮肤油脂较多，多汗且黏，胸闷，痰多。

副项：面色黄胖而暗，眼胞微浮，容易困倦，平素舌体胖大，舌苔白腻，口黏腻或甜，身重不爽，脉滑，喜食肥甘，大便正常或不实，小便不多或微混。

古代文献研究显示，痰湿体质易发消渴、中风、胸痹、妇人不孕、月经不调等病。现代研究显示，痰湿质与睡眠呼吸暂停综合征、冠心病、代谢疾病（脂肪肝、糖尿病、糖调节受损、代谢综合征）、脑部疾患（缺血性脑卒中、血管性痴呆）、男子前列腺炎、女子多囊卵巢综合征、下肢静脉曲张等密切相关。

所以，在现代社会中，尤其要注意改善此类体质。

情志相胜疗法

痰湿质者性格温和，处事稳重，为人恭谦，多善于忍耐。遇事当保持心境平和，及时消除不良情绪，节制大喜大悲。平时多培养业余爱好。

痰湿质者如果出现大喜大悲的不良情绪，如何运用"情志相胜疗法"来解决问题呢？可以参考中国古代经典案例。

案例 1

闻庄先生者，治以喜乐之极而病者。庄切其脉，为之失声，佯曰："吾取药去。"数日更不来，病者悲泣，辞其亲友曰："吾不久矣。"庄知其将愈，慰之。话其故，庄引《素问》曰："惧胜喜。"可谓得元关者。（《儒门事亲·九气感疾更相为治衍》）

解读：本例为"恐胜喜"的经典案例，也可归为中医行为疗法的"心理转移法"，在治疗原理上与现代行为疗法的反应预防法相同，都是通过改变患者心理活动的指向性，使其注意焦点从病所转移到他处的心理疗法，本例可以看出中医在治疗心理疾病时能够根据病情和情境灵活运用"心理转移法"。

案例 2

邱汝诚一女子恒笑不止，求诊。问生平所爱何衣，令著之。母与对饮，故滴酒沾其裙，女大怒，病遂瘥。（《续名医类案·笑哭》）

解读：名医邱汝诚用逆其所爱之法激怒嬉笑不止的女患者，获得治疗效果。医生用法虽怪异，但也是真诚为患者。在中医历代医案中，类似医案甚多。从这些医案记载可见，这些医家非常投入，把自己作为治疗过程的一个变量，或者是一剂"方药"来使用。只要能取得好的疗效，这些医家可使用模仿、激惹、逗乐取笑等方法。这些方法在一般人看来是非常规的，但能取得好效果。这些做法是表里不一的，看起来让人无法接受，但完全为了患者利益。这也是一种真诚，是一种因人而异的灵活的真诚。比起一成不变的真诚倾听、循循善诱，难度更大。这不仅要求心理医师有真诚的内在品质，而且要有灵活多变的外在形式。

案例3

明末高邮袁体庵，神医也。有举子举于乡，喜极发狂，笑不止，求体庵诊之，惊曰："疾不可为矣，不以旬数矣，宜急归，迟恐不及矣。道过镇江，必更求何氏诊之。"遂以一书寄何，其人至镇江而疾已愈，以书致何，何以书示之曰："某公喜极而狂，喜则心窍开张，不可复合，非药石之所能治，故以危言惧之以死，令其忧愁抑郁，则心窍闭，至镇江当已愈矣。"（《冷庐医话》）

解读：本案例与范进中举如出一辙，虽然现代社会没有科举，但现代社会中对人的精神刺激可能更为强烈，如股市起伏等，古人的方法值得借鉴。

案例4

先达李其姓，归德府鹿邑人也。世为农家，癸卯获隽于乡，伊父以喜故，失声大笑。及春，举进士，其笑弥甚。历十年，擢谏垣，遂成病疾。初犹间发，后宵旦不能休。大谏甚忧之，从容语太医院某。因得所授，命家人给乃父云："大谏已殁。"乃父恸绝几殒，如是者十日，病渐瘳。佯为邮语云："大谏治以赵大夫，绝而复苏。"李因不悲，而笑症永不作矣。盖医者意也。过喜则伤，济以悲而乃和，技进乎道矣。（《续名医类案·笑哭》）

解读：悲哀属于阴性消极情绪，但在一定条件下，悲哀可平息激动、控制喜悦、忘却思虑，从而转化为积极的治疗作用。肺金之志为悲，肝木之志为怒恶，悲则气消，怒则气上，金能克木，悲可胜怒。喜与怒同属阳性亢奋情绪，与忧悲相对立，故悲哀疗法亦可治疗狂喜。

案例5

匠人王驼，为人营新屋，掘土见黄金无数，大喜后手足狂舞，如痴如狂，神志皆散，成癫人。同伙奔告其妻，急延医治。医询黄金何在？众指告，医执黄金作鉴别状，继而大笑曰："此紫铜耳！岂可与黄金等量齐观。"匠人闻之，顿时神志清新，如大梦初醒，自谓"吾何愚也"。（《替云楼杂说》）

解读：王驼凭空发财，大喜伤心，而为发狂，当宜治心，否定黄金，乃为紫铜一堆。使之思之，愧其愚笨，恐已作为非，似清凉之剂，如梦中惊醒而愈喜病。正为"恐胜喜"所验。

站桩功法——斜行站桩功

功法讲解

1.早晨面向东面（朝阳），晚上面向北面（北极星），下午不能面向西方。

2.左脚斜向前迈一大步，成弓步状，与右脚约成45度角，左腿膝盖不能超过左脚尖。右膝盖向外撑，使裆部撑圆。重心在左腿。

3.上身保持正直，两臂撑圆饱满，左膝盖将此圆弧分开，约成左三右七状。右手立掌向前，左手四指撮拢，中指外突，松肩沉肘。

4.两目前视，眼睛似睁非睁，似合非合。

5.舌抵上腭，不出声音默念"啊ā——哂xī——嘘xū——吹chuī"，配合"呼——吸——呼——吸"。（图11）

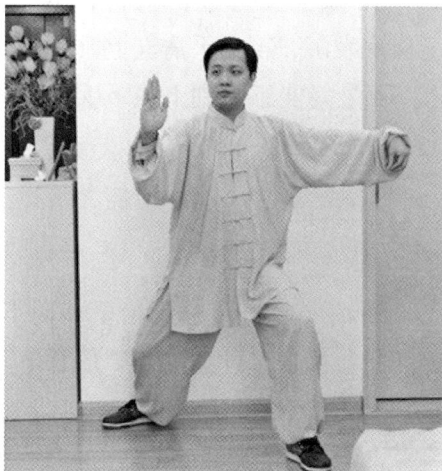

图11 痰湿质心身养生站桩功法示范图

功法要点

1.选择练功环境宜优雅、安静、舒适，温度适宜，最好在草地或泥土地上，周边有树或河流湖泊。

2.站桩前请先进行放松功法练习。

3.站桩过程中要做到意念集中，思想清静，抛弃一切思想杂念。

4.吸气时，提肛，五趾抓地，舌抵上腭，意念大自然之精华慢慢向上托起，托过头顶百会穴。呼气时，全身放松，气沉丹田（肚脐以下3寸处，又名"关元"穴），意念大自然精华之气往下沉至丹田，然后储备起来。

5.两肩放松，屈膝松胯，注意不要挑肩、架肘、撅臀。

6.不要过于下蹲，宜量力而行，时间因个人体力而异，每次短则半分钟，长可达数分钟。

功法效果

1.刚开始第一天可以感觉到，从丹田发出一股热流往下去走至左膝盖，左腿脚出现发沉、弹抖、发热、出汗等都是很好的现象。

2.站桩时如果觉得头脑清醒，矢气增多，这就是清气上升，浊气下降的表现，是非常好的现象。

3.每天至少坚持30分钟，第二、第三天感觉小腿发沉，第四、第五天感觉脚底发沉，第七天清气上升至头顶百会穴，浊气下降至脚底涌泉穴。

4.最终能感觉到上虚下实，即丹田以上非常虚灵，脚跟非常稳固，这便是最好的效果。

养生原理

所谓"斜行"，是指上步时形成的身体上下肢之间的角度方位，相对"正行"而言。此招法与"形意拳"的"横拳"有着异曲同工之妙。

　　"形意拳"的五种招式可以对应五行，进而对应人体的五脏。其中的横拳属土，对应人体的脾胃。

　　"斜行站桩功"与"横拳"的劲法都是横向的。李仲轩在《逝去的武林》中指出，"形意拳"的"五行拳"是母拳，"五行拳"中"横拳"是母拳。传统理论认为，土生万物，万物归于土。土，是一气之团聚，在腹内则属脾胃，在拳中即为横。其形圆，是以性实，其气顺，则脾胃和缓。其气乖，则内气必努力矣。内中努则失中，失中则四体百骸无所措施，诸式无形矣。其气要圆，其劲要和，万物土中生，所谓"横拳"，似弹属土是也。先哲云："在理则为信，在人则为脾，在拳则为横。"

　　痰湿体质形成的根本在于脾胃失和，尤其以脾失健运为主，即脾的运化功能失常。脾主运化，运化失职，不能升清，轻则出现腹胀纳呆、肠鸣、泄泻等消化不良症状；久则面黄肌瘦，四肢无力；若水湿困阻则四肢浮肿，或水泛成痰成饮。

　　《景岳全书》云："盖胃为水谷之海，而脾主运化，使脾健胃和，则水谷腐熟，而化气化血以行营卫，若饮食失节，起居不时，以致脾胃受伤，则水反为湿，谷反为滞，精华之气不能输化，乃致合污下降，而泻痢作矣。"先天禀赋不足，后天调护失宜，或久病迁延不愈，皆可导致脾胃虚弱。脾虚则健运失司，胃弱则不能腐熟水谷，因而水反为湿，谷反为滞，清阳不升，乃致合污而下，进而造成痰湿体质。

　　随着人民生活水平的提高，痰湿体质的人群越来越多，已经成为目前人群中常见的体质类型之一，也是多种痰湿体质相关疾病发生的共同土壤。研究显示高血压、脑卒中、冠心病、糖尿病、多囊卵巢综合征、睡眠呼吸暂停综合征等多种疾病均与痰湿体质相关。对此类疾病的治疗，应以强健脾胃为根本，化痰祛湿为基本大法，并根据不同疾病与证候，采取不同的调体方法。斜行站桩功正是一种益气健脾、化痰除湿的功法，长期习练有助于痰湿体质的改善。

膏方调理法

胃胀苔腻——平胃化湿膏

【药物组成】

1.中药煎剂

苍术100g，陈皮100g，厚朴100g，枳实100g，干姜60g，党参120g，生麦芽100g，藿香100g，茯苓150g，生白术150g，炒薏苡仁150g，泽泻150g，荷叶60g，砂仁50g（后下）。

2.胶类药

鹿角胶100g，阿胶100g。

3.调味药

生姜汁200mL，冰糖100g。

4.药物加减方法

睡眠欠佳者，加炙远志60g，首乌藤200g；食纳欠馨者，加生山楂150g，生麦芽至200g；便秘者，加生白术至300g，莱菔子150g；嗳气者，加刀豆壳100g，八月札100g；反酸者，加黄连50g，吴茱萸30g。

【制备方法】

1.中药饮片（除砂仁外）入冷水在砂锅中浸泡约1小时，煎煮，先用武火煮开，再用文火煮30分钟，煎出药汁约300mL，倒出。

2.将药渣添冷水继续煎煮，先用武火煮开，再用文火煮15分钟，煎出药汁约300mL，倒入第一次的药汁中。

3.同上煎煮法煎煮第三次烧开时，放入砂仁，再用文火煎煮15分钟，煎出药汁约300mL，倒入前两次的药汁中。

4.把阿胶、鹿角胶放入黄酒浸泡去腥，待膏溶胀后，倒入煮好的清药汁中。

5.煎煮浓缩药汁，沉淀，离火待用。

6.将生姜汁、冰糖冲入浓缩药汁，用文火煎熬，不停搅拌，熬至黏稠状。

7.离火，自然冷却。用洁净干燥的搪瓷罐、瓷罐、砂锅存放于冰箱，若用砂锅存放，砂锅底最好抹一层麻油。

此为1个月左右的膏滋量。

【服用方法】

温水兑服，一次1匙（每匙15mL），第1周早饭前空腹服用1次，从第2周起早饭前、晚睡前各服用1次。

【功效】

化痰除湿，理气和胃。

【适用人群】

尤其适用于痰湿阻滞，胃气不和，胃胀胃痛，慢性胃炎的人群。

注意事项

服本方期间忌服辛辣刺激、油腻、生冷等不易消化食物。

感冒、发热、腹泻等急性病患者忌服；孕妇忌服。

胸闷痰多——宽胸化痰膏

【药物组成】

1.中药煎剂

瓜蒌皮150g，瓜蒌子150g，薤白100g，川芎100g，丹参150g，桂枝100g，法半夏100g，陈皮100g，茯苓150g，炒白术150g，泽泻150g，制大黄30g，枳壳100g，炙甘草60g。

2.胶类药

鹿角胶100g，阿胶100g。

3.调味药

料酒100mL，竹沥水100mL，冰糖100g。

4.药物加减方法

睡眠欠佳者，加炙远志60g，首乌藤200g；食纳欠馨者，加生山楂150g，炒麦芽200g；便秘者，加瓜蒌子至300g，火麻仁120g；胸痛者，加丹参至300g，延胡索100g；咳嗽者，加杏仁100g，紫菀200g。

【制备方法】

1.中药饮片入冷水在砂锅中浸泡约1小时，煎煮，先用武火煮开，再用文火煮30分钟，煎出药汁约300mL，倒出。

2.将药渣添冷水继续煎煮，先用武火煮开，再用文火煮15分钟，煎出药汁约300mL，倒入第一次的药汁中。

3.同上煎煮法煎出药汁约300mL，倒入前两次的药汁中。

4.把阿胶、鹿角胶放入黄酒浸泡去腥，待膏溶胀后，倒入煮好的清药汁中。

5.煎煮浓缩药汁，沉淀，离火待用。

6.将料酒、竹沥水、冰糖冲入浓缩药汁，用文火煎熬，不停搅拌，熬至黏稠状。

7.离火，自然冷却。用洁净干燥的搪瓷罐、瓷罐、砂锅存放于冰箱，若用砂锅存放，砂锅底最好抹一层麻油。

此为1个月左右的膏滋量。

【服用方法】

温水兑服，一次1匙（每匙15mL），第1周早饭前空腹服用1次，从第2周起早饭前、晚睡前各服用1次。

【功效】

宽胸化痰，通阳散结。

【适用人群】

尤其适用于痰蕴于胸，胸阳不振，胸闷，心悸，痰多，心绞痛，心肌缺血的患者。

注意事项

服本方期间忌服辛辣刺激、油腻、生冷等不易消化食物。

感冒、发热、腹泻等急性病患者忌服；孕妇忌服。

服用本方期间大便可能质稀。

起居饮食生活心法

一、起居调养

痰湿体质之人以湿浊偏盛为特征。湿性重浊，易阻滞气机，遏伤阳气。平时应多进行户外活动，经常晒太阳或进行日光浴，以舒展阳气，通达气机。保持居室干燥。衣着应透湿散气。在湿冷的气候条件下要减少户外活动，避免受寒淋雨。

二、饮食宜忌

痰湿质是由于水液内停而痰湿凝聚，以黏滞重浊为主要特征的体质状态。因此，痰湿质亚健康者在饮食上宜清淡，多摄取能够宣肺、健脾、益肾、化湿、通利三焦的食物，如薏苡仁、赤小豆、扁豆、蚕豆、花生、海蜇、胖头鱼、鲫鱼、鲤鱼、鲈鱼、文蛤、山药、白萝卜、洋葱、豆角、冬瓜、竹笋、紫菜、枇杷、荸荠、橄榄、辣椒、咖喱、生姜等。

可以吃些偏温燥的食物，如生姜，但要注意痰湿质者吃姜是有讲究的，要挑时间吃。正如谚曰"冬吃萝卜夏吃姜，不劳医生开药方。""上床萝卜下床姜，夜晚生姜赛砒霜。"夏天要坚持喝"红糖姜茶"（姜片、红糖、枣片一起煮成），特别适合女性。痰湿质者要少吃肥甘、油腻、滋补、寒凉饮食，如猪肥肉、油炸食品、冰激凌以及甜碳酸饮料等。

三、食疗药膳

【菜肴】

1.果仁排骨

原料：草果仁10g，薏苡仁50g，猪排骨2500g，生姜50g，葱50g，花椒5g，料酒50g，冰糖屑50g，芝麻油5g，味精3g，食盐3g，卤汁适量。糖尿病患者将冰糖换成木糖醇。

制法：草果仁、薏苡仁分别放在锅内炒黄，略加捣碎，加清水煎熬2次，收集过滤药液5000mL；将猪排骨洗净，边角修砍整齐，放入盛药汁的锅中，再把姜、葱洗净，拍松下入锅中，同时下入花椒，置火上烧沸，打去浮沫，煮至排骨六七成熟时捞出稍晾。卤汁倒入锅内，置文火上烧沸，将排骨再放入锅中，卤至熟透，即刻起锅。注意不要卤的时间过长，以免骨肉分离。锅中加适量卤汁，加冰糖（木糖醇）、味精、食盐，在文火上收成浓汁，烹入料酒后均匀涂在排骨表面，再抹上芝麻油即成。

功效：本菜是一道健脾燥湿、行气止痛的药膳佳肴。适合痰湿体质亚健康常感面部皮肤油脂较多、汗多而黏者。

服法：佐餐食用。

2.冬瓜荷叶薏米排骨煲

原料：冬瓜1000g，鲜荷叶1片，薏苡仁30g，猪排骨500g，生姜2～3片。

制法：冬瓜连皮洗净，切成块状；薏苡仁、荷叶洗净，稍浸泡；猪排骨洗净斩为小块，然后与生姜一起放进瓦煲内，加入清水3000mL（约12碗水量）；先用武火煲沸，再改为文火煲约3小时，加入适量食盐和少许生油便可。

功效：这是一道清热祛湿、行水消肿的食疗佳品。适合痰湿体质亚健康形体肥胖，常感口中黏腻者。

服法：佐餐食用。

【汤羹】

1.鲜荷双菇汤

原料：干冬菇100g，鲜草菇250g，鲜荷叶1块，莲子100g，猪瘦肉400g，生姜3片。

制法：将冬菇清水浸软，去蒂，洗净；鲜草菇洗净，用刀在底部切"十"字，放在沸水中稍滚后取出；莲子洗净，浸泡；猪瘦肉洗净，不用刀切。以上原料与生姜一起放进瓦煲内，加入清水2500mL（约10碗水量），先武火煲沸，再改文火煲2.5小时，放入适量食盐和生油便可。

功效：这是一道健脾益气、降压减脂的药膳佳品。适合痰湿体质亚健康易发胸闷、痰多、口中黏腻者。

服法：佐餐食用。

2.赤小豆冬瓜生鱼汤

原料：赤小豆60g，冬瓜连皮250g，生鱼1条（150～200g），生姜2～3片。

制法：冬瓜连皮洗净切为块状；生鱼洗净，去鳞及肠脏，然后与生姜、赤小豆一起放进瓦煲里，加入清水2000mL（约8碗水量），先用武火煲至沸滚，改用文火煲约1.5小时，调入适量食盐和少许生油便可。

功效：这是一道健脾祛湿的药膳食疗佳品。适合痰湿体质亚健康或兼湿热体质者。

服法：佐餐食用。

【粥食】

1.薏苡仁粥

原料：生薏苡仁50g，粳米60g，白糖适量（糖尿病患者不加糖）。

制法：生薏苡仁、粳米同放锅中，武火煮沸后文火煮2小时，可加入适量白糖（糖尿病患者不加糖）调味即可。

功效：这是一道健脾除湿化痰的药膳食疗养生粥。适合痰湿体质亚健康者或兼湿热体质者。

服法：佐餐食用。

2.荷叶粥

原料：干荷叶30g，粳米60g。

制法：干荷叶揉碎，与粳米同放锅中，共熬成粥。

功效：这是一道健脾除湿降脂的食疗养生粥。适合痰湿体质亚健康伴血脂过高者。

服法：佐餐食用。

【茶饮】

1.荷叶茶

原料：荷叶6g。

制法：将荷叶洗净揉碎，放入杯中，开水冲泡。用法：代茶饮，每日温服。

功效：本茶具有除湿降脂的功效。

2.玉米须饮

原料：玉米须30g。

制法：将玉米须洗净，加入适量水煮开后代茶饮。

用法：代茶饮，每日温服。

功效：本茶具有利湿消肿的功效。

温馨提示：若患糖尿病、肥胖、高脂血症、痛风等疾病，应遵照相应的饮食规范。如：糖尿病患者少食含糖量高的食物；高脂血症及肥胖患者应少食高胆固醇、高糖、高脂肪食物；痛风患者禁食啤酒、动物内脏、海鲜类等嘌呤含量较高的食物。

穴位保健法——痰湿质穴位按摩

治宜宣肺降气、除湿化痰，取手足太阴、足阳明经穴和相应背俞穴，常用腧穴有太渊、中府、尺泽、列缺、太白、三阴交、丰隆、足三里、肺俞、脾俞、阴陵泉、内关等。

一、内关

位置：位于前臂掌侧，当曲泽穴与大陵穴的连线上，腕横纹上2寸，掌长肌腱与桡侧腕屈肌腱之间。即腕横纹正中上2寸，即手腕横纹向后三横指，在两筋之间取穴。

经属：手厥阴心包经。

操作：用拇指端按揉1～3分钟。

说明：内关穴归手厥阴心包经，为本经络穴，又是八脉交会穴之一，通于阴维脉，主治本经病和胃、心、心包络疾患以及与情志失和、气机阻滞有关的脏腑器官、肢体病变，所以，广泛应用于临床。内关穴可以疏通经络治疗心包经及前臂诸疾，心主血脉，又主神明，心包与心本同一体其气相通，心包为心之外膜，络为膜外气血通行的道路，心包络是心脏所主的经脉、心不受邪，由心包代心受邪而为病，凡邪犯心包影响心脏的神志病和气滞脉中、心络瘀阻所致病证皆取本穴。情志失和、气机阻滞而致肺气上逆，胃气上逆，气滞经络以及气滞血瘀等病证亦属本穴主治范围，内关通于阴维脉，阴维脉联系足太阴、少阴、厥阴经并会于任脉，还与阳明经相合，以上经脉都循行于胸脘胁腹，故内关又善治胸痛、胁痛、胃痛、心痛、结胸、反胃、胸脘满闷、胁下支满、腹中结块以及疟疾等。

痰脂壅塞血脉常导致动脉粥样硬化、冠心病、心绞痛、心肌梗死、脑梗死等病症，这也是痰湿体质的常见病症，所以经常按揉本穴可以起到疏通心脑血管痰脂淤积的作用，是现代人的保健要穴。

二、足三里

位置：位于人体小腿前外侧，当犊鼻穴下3寸，距胫骨前缘一横指（中指）。

经属：足阳明胃经。

操作：用拇指端按揉1～3分钟。

说明：请参考平和质穴位按摩中关于足三里的说明。

三、丰隆

位置：位于人体的小腿前外侧，当外踝尖上8寸，条口穴外，距胫骨前缘二横指（中指）。

经属：足阳明胃经。

操作：用拇指端按揉1～3分钟。

说明：丰隆穴属于胃经，是胃经的络穴，又联络脾经。丰隆穴能调治脾和胃两大脏腑，有很好的除湿祛痰的效果，特别适合痰湿体质。

丰隆，丰者大也，隆即盛意。从字面上看，丰隆应该是使人丰满隆盛，其实恰恰相反，此穴是减肥消脂的大穴。丰隆穴也称化痰穴，是专门化痰的。中医所谓的"痰"有广义和狭义之分，狭义的痰，一般是指呼吸系统的分泌物，也就是人们平时吐的痰，故狭义的痰又称外痰。广义的痰指内痰，内痰的形成主要是体内的体液在致病因素的影响下，失去了正常的运行功能，逐步停蓄凝结成为一种黏稠状的、有害的液体。这种液体是咯不出来的，从而留伏在体内产生病变。"痰随气行，无处不到"，因而会使人体生病，甚至是疑难病症多与痰有关，即"怪病多痰"。

中医还有"肥人多痰"一说，这个痰就是赘肉，就是多余的、没有用的脂肪。另外，常说的高脂血症在中医里就属于"痰浊""痰痹"的范畴。总之，经常按揉丰隆穴对痰湿体质非常有益。

心身疗愈法

痰湿质性格偏温和、稳重，多善于忍耐，因此需要"动起来"。

"手舞足蹈"出自《诗经·周南·关雎·序》，意思是两手舞动，两只脚也跳了起来，形容高兴到了极点，也指手乱舞、脚乱跳的狂态。

《黄帝内经》中有这样一段话："天有五音，人有五脏，天有六律，人有六腑。"

古人早已在书籍中记载了音乐和舞蹈治病的道理。古代人们模仿动物飞行和跳跃的姿态，编排出了很多姿势美妙、欢畅淋漓的舞蹈，这些舞蹈场面，在很多留存的古迹中时有发现。比如东汉末年著名的医学家华佗在《庄子》"二禽戏"的基础上创编的"五禽戏"，2011年被国务院命名为第三批国家级非物质文化遗产项目。

人高兴到了极点的时候，会手舞足蹈，自由舞动，痰湿质的人调整情志就可以用"跳自己的舞"这种方法，具体方法如下。

静默下来感受身体，看看在你的记忆中会有哪些过往的旋律出现，选择自然涌现的旋律，轻轻地闭上眼睛，感受那一刻的黑暗，觉察自己的身心，让心灵和身体去感知心中的旋律，同时自由舞动起来，当然也可以播放一段喜欢的音乐，自由舞动是心灵的舞蹈，不需要你有任何的舞蹈基础，你只要静静感受内心，内心就会自然释放出心灵的动作。我们平时无意识做出来的动作和发出来的声音，都是身心状况的一个信号，就如同遇到沮丧的事情你会唉声叹气一样，遇到开心的事情你会大笑一样。你只要放下思维心，用平常心去感受内在升起的音乐，让旋律唤醒你的内心和身体，不去跟随音乐，而是觉醒自己的身体，尽情地不受拘束的舞动。时而疯狂，时而轻盈，时而快速，时而缓慢……让身心合一，让灵魂释放。

当内在得到满足和释放，渐渐地就会停下来，可以静静地坐一会，就是单纯地坐着，跟随自己的意愿，慢慢地睁开眼睛。

湿 热 质

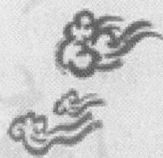

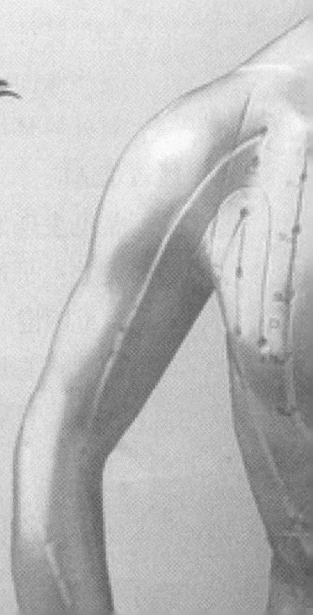

代表人物——黑旋风李逵

说完了西游看水浒，众所周知李逵黑旋风在《水浒传》中是个最为野蛮、粗鲁的角色，由于他只知杀人，不问好坏的性格，只要在江湖上提起他的名字，神鬼也怕。

黑旋风给人的印象总是大碗喝酒，大块吃肉，就连最后也是喝了毒酒自尽而死的。

李逵经常说："杀去东京，夺了鸟位。"他不是为了等贵贱、均贫富，不是为了打土豪分田地，而是为了喝更大碗的酒，吃更大块儿的肉，这才是李逵的心思所在，根本谈不上什么坚决的农民思想、革命觉悟。

那么，李逵同志会是什么体质呢？

《伤寒论》中多次提到的"酒客"即经常饮酒之人，也就是湿热质之人。

古代医籍对湿热质的人常用以下词汇："酒客""酒家""酒客辈""素体湿热""素禀湿热""湿热者""凡湿热盛"等。

按照中医体质学关于体质特征描述的几个方面即形体特征、心理特征、发病倾向等，湿热质的主要特征可概括如下。

形体特征：形体偏胖。

心理特征：性格多急躁易怒。

发病倾向：易患疮疖、黄疸、火热等病证。

对外界环境适应能力：对湿环境或气温偏高，尤其夏末秋初湿热交蒸气候较难适应。

常见表现如下。

主项：平素面垢油光，易生痤疮粉刺，舌质偏红，苔黄腻，容易口苦口干，身重困倦。

副项：心烦懈怠，眼筋红赤，大便燥结或黏滞，小便短赤，男易阴囊潮湿，女易带下量多，脉象多见滑数。

湿热质是以湿热内蕴为主要特征的体质状态。湿热泛于肌肤，则见形体偏胖，平素面垢油光，易生痤疮粉刺；湿热郁蒸，胆气上溢，则口苦口干；湿热内阻，阳气被遏，则身重困倦；热灼血络，则眼筋红赤；热重于湿，则大便燥结；湿重于热，则大便黏滞；湿热循肝经下注，则阴囊潮湿，或带下量多。小便短赤，舌质偏红苔黄腻，脉象滑数，为湿热内蕴之象。

情志相胜疗法

湿热质者多急躁易怒，要多参加各种活动，多听轻松音乐，克制过激的情绪，合理安排自己的工作、学习和生活，培养广泛的兴趣爱好。

湿热质者如果出现急躁易怒的不良情绪，如何运用"情志相胜疗法"来解决问题呢？可以参考中国古代经典案例。

案例1

傅山晚年，经常在平遥惠济桥旁的桥庙上给人看病。一次，桥庙里来了一位长着一头烂疮的年轻人，求傅山看病。傅山诊断后对年轻人道："年轻人，你头上的烂疮倒不可怕，怕的是将来你的两脚有保不住的危险。"本来这年轻人长得五大三粗，身如铁塔，但一听傅山先生如此说，竟吓得一下子脸色煞白，怯怯地对傅山道："先生，难道事先想办法防治也不行吗？""预先治也不能说不行，恐怕也只能保住一只脚，最后还得架双拐子。"傅山平静地对那年轻人道。

这年轻人听了，就让傅山给开了些药。回到家里，除了吃药，两只眼睛就是直盯盯地盯着他的一双脚，唯恐真起了烂疮烂掉。转眼一个月过去了，这年轻人的两只脚不仅没有烂掉，反倒是头上的烂疮彻底痊愈了。后来年轻人去问傅山："先生，你说我的两只脚会烂掉，后来不仅没有烂掉，反倒是头上的烂疮给好了，这是怎么回事？"

傅山笑道："《黄帝内经》云：'怒则气上，恐则气下。'我诊断你的头疮病，主要是年轻气盛，上攻于头部，所以我就用惊恐的方法让气行于下，这样你的头疮病自然就好了。此乃'釜底抽薪'一法也。"（《傅山传奇》）

解读：湿热质的人皮肤容易出现疮疡，本案例患者年轻气盛，在服用药物的同时，傅山使用惊恐的方法让气行于下，转移患者注意力，使得病愈。

案例2

杨贲亨，明都阳人，善以意治病。一贵人患内障，性暴多怒，时时持镜自照，计日责效，屡医不愈，召杨诊之。杨曰："公目疾可自愈，第服药过多，毒已下注左股，旦夕间当暴发，窃为公忧之。既去，贵人旦夕视左股抚摩，唯恐其发也。久之，目渐愈而毒不作。贵人以杨言不验，召话之。杨曰："医者意也，公性暴善怒，心之所属，无时不在于目，则火上炎，目何由愈？故诡言令公凝神于足，则火自降，目自愈矣。兵行诡道，帷医亦然。"贵人曰："户良医也，厚礼而遣之。"（《石山医案》）

解读：本例与案例1类似，医生采取令患者悲其足而忘怒的方法，诱使患者产生悲伤的情绪，有效地抑制过怒的病态心理，这是以悲胜怒的典型范例。

站桩功法——揽插衣站桩功

功法讲解

1.早晨面向东面（朝阳），晚上面向北面（北极星），下午不能面向西方。

2.两脚左右分开，在同一横线上，右腿成弓步状，右膝盖不能超过右脚尖，左膝向外撑，使裆部撑圆，重心在右腿。

3.上身保持正直，两臂撑圆饱满。右手立掌向前，位于右膝盖前上方，掌尖与鼻尖相齐，距鼻尖10寸（约30cm），左手叉腰，左肘向前，肘尖位于左膝盖前上方，松肩沉肘。

4.两目视右手指尖，眼睛似睁非睁，似合非合。

5.舌抵上腭，不出声音默念："啊ā——哂xī——嘘xū——吹chuī"，配合"呼——吸——呼——吸"。（图12）

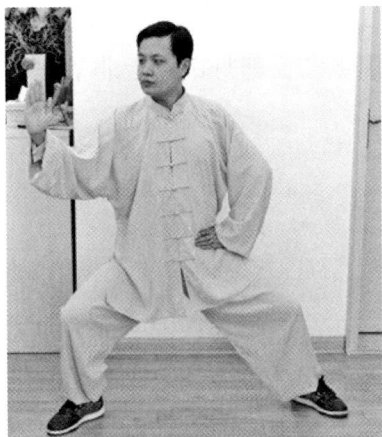

图12 湿热质心身养生站桩功法示范图

功法要点

1.选择练功环境宜优雅、安静、舒适，温度适宜，最好在草地或泥土地上，周边有树或河流湖泊。

2.站桩前请先进行放松功法练习。

3.站桩过程中要做到意念集中，思想清静，抛弃一切思想杂念。

4.吸气时，提肛，五趾抓地，舌抵上腭，意念大自然之精华慢慢向上托起，托过头顶百会穴。呼气时，全身放松，气沉丹田（肚脐以下3寸处，又名"关元"穴），意念大自然精华之气往下沉至丹田，然后储备起来。

5.两肩放松，屈膝松胯，注意不要挑肩、架肘、撅臀。

6.不要过于下蹲，宜量力而行，时间因个人体力而异，每次短则半分钟，长可达数分钟。

功法效果

1.刚开始第一天可以感觉到，从丹田发出一股热流往下去走至右膝盖，右腿脚出现发沉、弹抖、发热、出汗等都是很好的现象。

2.站桩时如果觉得头脑清醒，矢气增多，这就是清气上升，浊气下降的表现，是非常好的现象。

3.每天至少坚持30分钟，第二、第三天感觉小腿发沉，第四、第五天感觉脚底发沉，第七天清气上升至头顶百会穴，浊气下降至脚底涌泉穴。

4.最终能感觉到上虚下实，即丹田以上非常虚灵，脚跟非常稳固，这便是最好的效果。

养生原理

"揽插衣"又名"懒扎衣"，是陈式太极拳基本拳式之一，明戚继光《拳经》列为所创三十式中的第一式。据考证，明人因长服束腰，演练拳时必须将长服卷起，塞于腰带中，以便动步踢腿，其动作与左手撩衣塞于背部腰带相似，右拳横举向后，目视左前方，以示临事不慌、撩衣应战之意。陈氏太极拳始祖陈王廷将它吸收入所创太极拳中，沿袭到今。后世亦有"揽擦衣"之称。

解释一下中医湿热的概念：所谓"湿"，即通常所说的水湿，它有外湿和内湿的区分。外湿是由于气候潮湿或涉水淋雨或居室潮湿，使外来水湿入侵人体而引起；内湿是一种病理产物，常与消化功能有关。所谓"热"，则是一种热象，而湿热中的热是与湿同时存在的，或因夏秋季节天热湿重，湿与热合并入侵人体，或因体内湿久留不除而化热。

湿热体质的人适宜多出汗，使得体内的湿热从汗水中排出体外。"揽插衣站桩功"姿势较低，对腿部的力量有一定的要求，初练者一般很难坚持，习练的过程中通常都会大汗淋漓。正是这种看起来简单的站桩功，其起到的效果却是非同寻常的，同时这也是对习练者意志力的一种考验。但需要注意的是，如果因为腿部力量弱而勉强坚持练习此功法，则为练拳的大忌，此时可以适当抬高姿势，减轻两腿的压力。

从此功法的俗名上看，"懒扎衣"，古人多穿长衣，如遇敌手，把衣服撩扎于腰间，似有大将临敌，从容不迫、无所畏惧之意。一个"懒"字，刻画出临敌大将藐视对手、意兴阑珊之态。平日练拳，也须有此慵懒平和之态，忌努气、忌努力、忌执着。努气者，太刚则折，易生胸满气逆肺部诸症；努力者，外重内拙，心拙则身不松，用拙力者四肢百骸，血脉不能流通，经络不能舒畅，阴火上升，心为拙气所滞，滞于何处，何处为病。所以，练功时须抱着平和的心态，养练结合，三分练七分养，则水到渠成，绝对不能急于求成，否则后患无穷。

膏方调理法

痤疮反复——祛痘化湿膏

【药物组成】

1.中药煎剂

茵陈200g，桑白皮100g，炒黄芩100g，生山楂100g，炒薏苡仁150g，制大黄30g，生栀子100g，炒白芍120g，茯苓150g，炒白术150g，干姜30g，砂仁30g（后下），白芷30g，炙甘草30g。

2.胶类药

龟甲胶150g，阿胶50g。

3.调味药

生姜汁200mL，冰糖100g。

4.药物加减方法

睡眠欠佳者，加百合200g，首乌藤200g；食纳欠馨者，生山楂至150g，炒麦芽200g；便秘者，加制大黄至60g，决明子150g。

【制备方法】

1.中药饮片（除砂仁外）入冷水在砂锅中浸泡约1小时，煎煮，先用武火煮开，再用文火煮30分钟，煎出药汁约300mL，倒出。

2.将药渣添冷水继续煎煮，先用武火煮开，再用文火煮15分钟，煎出药汁约300mL，倒入第一次的药汁中。

3.同上煎煮法煎煮第三次烧开时，放入砂仁，再用文火煎煮15分钟，煎出药汁约300mL，倒入前两次的药汁中。

4.把阿胶、龟甲胶放入黄酒浸泡去腥，待膏溶胀后，倒入煮好的清药汁中。

5.煎煮浓缩药汁，沉淀，离火待用。

6.将生姜汁、冰糖冲入浓缩药汁，用文火煎熬，不停搅拌，熬至黏稠状。

7.离火，自然冷却。用洁净干燥的搪瓷罐、瓷罐、砂锅存放于冰箱，若用砂锅存放，砂锅底最好抹一层麻油。

此为1个月左右的膏滋量。

【服用方法】

温水兑服，一次1匙（每匙15mL），第1周早饭前空腹服用1次，从第2周起早饭前、晚睡前各服用1次。

【功效】

运脾化湿，清热祛痘。

【适用人群】

尤其适用于湿热蕴阻、脾失健运型痤疮反复发作的患者。

注意事项

服本方期间忌服辛辣刺激、油腻、生冷等不易消化食物。

感冒、发热、腹泻等急性病患者忌服；孕妇忌服。

口苦口腔异味——清热化湿膏

【药物组成】

1.中药煎剂

柴胡100g，炒黄芩100g，黄连30g，蒲公英300g，生地榆300g，藿香100g，佩兰100g，茵陈150g，茯苓150g，炒白术150g，法半夏100g，干姜30g，广郁金100g，炙甘草30g。

2.胶类药

龟甲胶100g，阿胶100g。

3.调味药

生姜汁200mL，冰糖100g。

4.药物加减方法

睡眠欠佳者，加百合200g，首乌藤200g；食纳欠馨者，加生山楂100g，炒麦芽200g；便秘者，加制大黄30g，决明子150g；胃脘及胁肋部疼痛者，加延胡索100g，生白芍150g；小便色黄混浊者，加土茯苓200克，滑石100克。

【制备方法】

1.中药饮片入冷水在砂锅中浸泡约1小时，煎煮，先用武火煮开，再用文火煮30分钟，煎出药汁约300mL，倒出。

2.将药渣添冷水继续煎煮，先用武火煮开，再用文火煮15分钟，煎出药汁约300mL，倒入第一次的药汁中。

3.同上煎煮法煎煮第三次烧开时，再用文火煎煮15分钟，煎出药汁约300mL，倒入前两次的药汁中。

4.把阿胶、龟甲胶放入黄酒浸泡去腥，待膏溶胀后，倒入煮好的清药汁中。

5.煎煮浓缩药汁，沉淀，离火待用。

6.将生姜汁、冰糖冲入浓缩药汁，用文火煎熬，不停搅拌，熬至黏稠状。

7.离火，自然冷却。用洁净干燥的搪瓷罐、瓷罐、砂锅存放于冰箱，若用砂锅存放，砂锅底最好抹一层麻油。

此为1个月左右的膏滋量。

【服用方法】

温水兑服，一次1匙（每匙15mL），第1周早饭前空腹服用1次，从第2周起早饭前、晚睡前各服用1次。

【功效】

清利肝胆，化湿和胃。

【适用人群】

尤其适用于湿热内蕴型口苦，口腔异味，慢性胆囊炎，慢性胃炎，幽门螺杆菌感染的患者。

注意事项

服本方期间忌服辛辣刺激、油腻、生冷等不易消化食物。

感冒、发热、腹泻等急性病患者忌服；孕妇忌服。

起居饮食生活心法

一、起居调养

湿热质以湿热内蕴为主要特征，应保持二便通畅，避免长期熬夜或过度疲劳，注意个人卫生，预防皮肤病变。烟草为辛热秽浊之物，易于生热助湿，久受烟毒可内生浊邪，酒性热而质湿，《本草衍义补遗》言"酒湿中发热，近于相火"，堪称湿热之最，必须力戒烟酒。

二、饮食宜忌

湿热质者是以湿热内蕴为主要特征的体质状态，宜食用清利化湿的食物，如红小豆、绿豆、蚕豆、四季豆、鸭肉、兔肉、鲫鱼、鲤鱼、田螺、海带、紫菜、冬瓜、丝瓜、苦瓜、黄瓜、菜瓜、西瓜、白菜、芹菜、荠菜、卷心菜、空心菜、竹笋、莴笋、葫芦、莲藕、萝卜、豆角、绿豆芽、荸荠、梨、绿茶、花茶、薏苡仁、莲子、茯苓等。

体质内热较盛者，禁忌辛辣燥烈、大热大补的食物，如辣椒、生姜、大葱、大蒜、鹿肉、狗肉、羊肉、动物内脏、荔枝、芒果、菠萝、酒、奶油等。少吃肥甘厚腻的食物以及温热食品和饮品，最忌讳食用经过油炸、煎炒、烧烤等高温加工烹制而成的食物。

三、食疗药膳

【菜肴】

1.绿豆藕

原料：粗壮肥藕1节，绿豆50g。

制法：藕去皮，冲洗干净备用。绿豆用清水浸泡后取出，装入藕孔内，放入锅中，加清水炖至熟透，调以食盐进食。

功效：本菜是一道清热解毒，明目止渴的药膳佳肴。适合湿热体质亚健康常感口苦口干者。

服法：佐餐食用。

2.玉米须煲蚌肉

原料：玉米须60g，蚌肉150～250g，生姜2～3片。

制法：玉米须用清水洗净，再浸泡30分钟；购回来的蚌要注意若是从泥塘里刚取回的要用清水养1～2日，且勤换水，以去除蚌肉的污泥，烹煮前再取清水洗净，然后各物一起放进瓦煲内，加入清水2000mL（约8碗水量），武火煲沸后改用文火煲1.5小时，调入适量食盐和生油便可。

功效：这是一道清热止渴、祛湿明目的食疗佳品。适合湿热体质亚健康常伴身重困倦者。

服法：佐餐食用。

【汤羹】

1.金银花水鸭汤

原料：金银花9g，生地黄6g，水鸭1只，猪瘦肉25g，生姜2～3片。

制法：金银花、生地黄洗净，稍浸泡；水鸭宰净，去肠杂、尾巴部，洗净；猪瘦肉洗净，不用刀切，然后将所有原料与生姜一起放进瓦煲内，加入清水3000mL（约12碗水量），先用武火煲沸，再改为文火煲3小时，调入适量食盐和生油便可。

功效：这是一道祛湿解毒的药膳佳品。适合湿热体质亚健康易发痤疮、常感口苦口干者。

服法：佐餐食用。

2.老黄瓜赤小豆煲猪肉汤

原料：老黄瓜1000g，赤小豆80g，猪肉500g，蜜枣4个，陈皮10g，生姜1～2片。

制法：赤小豆、蜜枣、陈皮洗净，陈皮刮去瓤，并一起浸泡；老黄瓜洗净，连皮切为厚块状；猪肉洗净，不用刀切。先放陈皮于瓦煲内，加入清水3000mL（约12碗水量），武火煲沸后再加入老黄瓜、猪肉、蜜枣、生姜，煮沸后改为文火煲约2.5小时，调入适量食盐和生油即可。

功效：这是一道清热利湿的药膳食疗佳品。适合湿热体质亚健康常有小便短黄症状者。

服法：佐餐食用。

【粥食】

1.薏苡仁粥

原料：生薏苡仁50g，粳米60g，白糖适量（糖尿病患者不加糖）。

制法：生薏苡仁、粳米同放锅中，武火煮沸后文火煮2小时，可加入适量白糖（糖尿病患者不加糖）调味即可。

功效：这是一道健脾利湿清热的药膳食疗养生粥。适合湿热体质亚健康者或兼痰湿体质者。

服法：佐餐食用。

2.绿豆粥

原料：绿豆50g，粳米60g。

制法：绿豆与粳米同放锅中，共熬成粥。

功效：这是一道清热利湿的食疗养生粥。适合湿热体质亚健康者。

服法：佐餐食用。

【茶饮】

1.荷叶茶

原料：荷叶6g。

制法：将荷叶洗净揉碎，放入杯中，开水冲泡。

用法：代茶饮，每日温服。

功效：本茶具有清热利湿的功效。

2.玉米须饮

原料：玉米须30g。

制法：将玉米须洗净，加入适量水煮开后代茶饮。

用法：代茶饮，每日温服。

功效：本茶具有清热利湿的功效。

温馨提示：若患糖尿病、肥胖、高脂血症、痛风等疾病，应遵照相应的饮食规范。如糖尿病患者少食含糖量高的食物；高脂血症及肥胖患者应少食高胆固醇、高糖、高脂肪食物；痛风患者禁食啤酒、动物内脏、海鲜类等嘌呤含量较高的食物。

穴位保健法——湿热质穴位按摩

重在清热利湿，取足太阴、足厥阴经穴为主，取穴可选肺俞、膈俞、脾俞、肾俞、三阴交、太溪、阴陵泉、足三里、中脘、内关。还可将掌心搓热，用后掌（劳宫穴）摩腹，先顺时针摩再逆时针摩，20分钟左右即可。

一、内关

位置：位于前臂掌侧，当曲泽穴与大陵穴的连线上，腕横纹上2寸，掌长肌腱与桡侧腕屈肌腱之间。即腕横纹正中上2寸，即手腕横纹向后三横指，在两筋之间取穴。

经属：手厥阴心包经。

操作：用拇指端按揉1～3分钟。

说明：请参考痰湿质穴位按摩中关于内关的说明。

二、足三里

位置：位于人体小腿前外侧，当犊鼻穴下3寸，距胫骨前缘一横指（中指）。

经属：足阳明胃经。

操作：用拇指端按揉1~3分钟。

说明：请参考平和质穴位按摩中关于足三里的说明。

三、阴陵泉

位置：位于小腿内侧，当胫骨内侧踝后下方凹陷处。

经属：足太阴脾经。

操作：用拇指端按揉1~3分钟。

说明：阴陵泉是清热利湿的最佳穴位之一。阴陵泉是脾经的合穴，坚持每天用手指按揉，如果在按摩时此处有明显的疼痛感，再坚持按揉下去，会发现疼痛感会逐渐减轻，这说明脾湿在逐步好转。现代常用于治疗急慢性肠炎、细菌性痢疾、尿潴留、尿失禁、尿路感染、阴道炎、膝关节及周围软组织疾患。配足三里、上巨虚主治腹胀、腹泻；配中极、膀胱俞、三阴交主治小便不利等。

心身疗愈法

湿热质脾胃升降功能失调，容易心烦急躁。

南朝著名医药学家陶弘景《养性延命录》述："凡行气，以鼻内气，以口吐气。微而引之，名曰长息。内气有一，吐气有六。内气一者，谓吸也；吐气六者，谓吹、呼、唏、呵、嘘、呬，皆出气也。"其中的呼字对调整脾胃，稳定情绪有极好的作用，具体方法如下。

放松下来，坐椅子的前半部分，两脚和肩同宽，脚尖向前，沉肩坠肘，松腰塌胯，两手自然放在大腿上，手心向下，徐徐闭目，眼中朦胧然，次则调息，不粗不喘。自然的吸气和呼气，什么都不去做，只是呼吸着，让自己处于"定"的状态，然后放松、自然地发出"呼"字音，发"呼"字不是竞争，也不是给别人听，只是放松当下，自然地发出声音。当感觉到脾胃已经满足了"呼"的声音，就可以停止，静坐一会，练习完毕。

气郁质

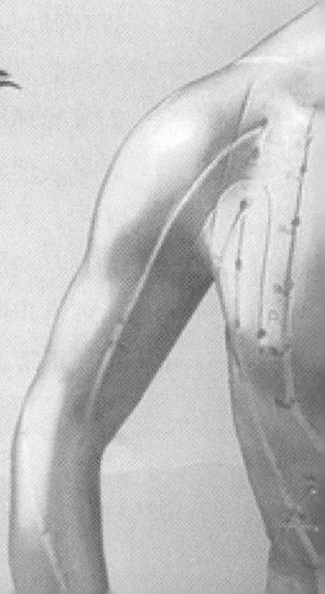

代表人物——林妹妹林黛玉

气郁质的代言人，林黛玉是不二人选。

黛玉自幼体弱多病、多愁善感，天生丽质，气质优雅绝俗，"心较比干多一窍，病如西子胜三分"。

作为一个极具美学含义的小说人物，林黛玉已经成为形容女子多愁善感、多病、身体虚弱、爱哭的代名词。

黛玉经常用诗词来宣泄自己的离情别绪，她所写的多是些哀伤的诗句，想到的往往是死、老、分散、衰败。正是由于身体上的先天虚弱，黛玉对事物的反应比较消极，什么事多从其反面来考虑，这也导致了黛玉在思维方式上极为消极和被动。

气郁质是由于长期情志不畅、气机郁滞而形成的以性格内向不稳定、忧郁脆弱、敏感多疑为主要表现的体质状态。

按照中医体质学关于体质特征描述的几个方面即形体特征、生理表现、心理特征、发病倾向等，气郁质的主要特征可概括如下。

形体特征：形体偏瘦。

心理特征：性格内向不稳定，忧郁脆弱，敏感多疑。

发病倾向：易患脏躁、百合病、不寐、梅核气、惊恐、癫证、抑郁、神经症等病证。

对外界环境适应能力：对精神刺激适应能力较差，不喜欢阴雨天气。

常见表现如下。

主项：平素忧郁面貌，神情多烦闷不乐。

副项：胸胁胀满，或走窜疼痛，多伴善太息，或嗳气呃逆，或咽间有异物感，或乳房胀痛，睡眠较差，食欲减退，惊悸怔忡，健忘，痰多，大便偏干，小便正常，舌淡红，苔薄白，脉象弦细。

◎ 情志相胜疗法

气郁质者性格内向不稳定，忧郁脆弱，敏感多疑，经常发脾气、心慌、叹息，甚至脾气古怪，对精神刺激适应能力差，不适应阴雨天。要主动寻找快乐，常看喜剧、励志剧，常听轻松的音乐和相声，多参加有益的社会活动，培养开朗、豁达的性格。

从中医情志相胜来看，属于"喜胜悲（忧）"疗法范畴，可以参考中国古代经典案例。

案例 1

息城司侯，闻父死于贼，乃大悲哭之，罢，便觉心痛，日增不已，月余成块，状若覆杯，大痛不住。药皆无功，议用燔针、灸艾，病人恶之，乃求于戴人。戴人至，适巫者在其旁，乃学巫者，杂以狂言，以谑病者，至是大笑不忍回，回面向壁。一二日，心下结块皆散。戴人曰：《黄帝内经》言忧则气结，喜则百脉舒和。又云喜胜悲。《黄帝内经》自有此法治之，不知何用针灸哉！适足增其痛耳。（《儒门事亲·卷七》）

解读：息城司侯，闻父死于贼，乃大悲，"愁忧者，气闭塞而不行（《灵枢·本神》）"便觉心痛，日增不已，月余成块，状若复杯，大痛不住"。"喜则气缓""喜则气和志达，营卫通利"（《素问·举痛论》），所以说喜可胜忧。张从正（戴人）模仿巫者，杂以狂言，博患者开颜大笑，就是运用类似近代的戏剧疗法，治愈"因悲结块"的病证。本案体现了条件反射的外抑制原理，即新形成的不巩固的条件反射，很容易受到一些偶然因素或新异刺激的干扰而暂时被抑制。

案例 2

一宦素谨言。一日会宾筵中，有萝卜颇大，客羡之。主曰：尚有大如人者。客皆笑，以为无。主则悔恨自咎曰：人不见如是大者，而吾以是语之，以其以吾言为妄为笑也。因而致疾，药不应。其子读书达事，思父素不轻言，因而愧赧成疾，必须实所言，庶可解。官所抵家往返十余日，遂遣人抵家取萝卜如人大者。至官所，复会旧宾，请父强疾而陪。酒酣，令车载至席前。客皆惊讶，其父大喜。且疾愈以喜胜忧也。（《石山医案·卷三》）

解读：《杂病源流犀烛》认为"思而弗遂则忧。""心有所愁，苦而不乐则上薄于肺而成忧"。"素谨言"即性格内向、多虑的官员因讲话不被众人相信，自尊心受到伤害，悔恨自咎，忧愤成疾。由儿子取出大如人的萝卜，"实所言"证明其说不谬，因此大喜而病愈。

案例 3

汪石山治一人，县差拿犯人，以铁索锁犯，行至中途，投河而死。犯家告所差人，索骗威逼致死，所差脱罪，未免费财，忧愤成病，如醉如痴，谬言妄语，复无知识。诊之曰，此以费财而忧，必得喜乃愈，药岂能治哉。令其熔锡作银数锭，置其侧。病人见之果喜，握视不置，后病遂愈。此以喜胜忧也。（《续名医类案·癫狂》）

解读：患者因破财而忧悲，神伤肺心，精气内敛，不启心智，医者以"以锡作银"予之，喜启心智而气和志达，营卫通利，遂忘忧而愈。

中医认为，心志为喜，肺志为悲（忧），心属火，肺属金，按照五行生克理论，火能克金，故曰喜胜悲（忧）。忧为肺志，悲亦同类。"悲则气消"是指过度悲忧而使肺气消索，治节失职。悲太过则使人肺气耗散，而见咳喘短气、意志消沉等症状，还可由肺累及心脾致神呆痴癫、脘腹痞块疼痛、食少而呕等。"愁忧者，气闭塞而不行"，悲忧多由痛失亲朋，失意挫折，或久病缠身而悲观失望所致，常有形容惨凄，忧愁沮丧，无端泪涌，长吁短叹，垂头丧气，或悲观厌世等情态流露。久之则可导致毛发枯萎，形体憔悴。

"喜则气缓""喜则气和志达，荣卫通利"。医生在治疗时，应设法使患者精神愉快，可以用其喜闻乐见之事来陶情悦志，使悲哀者重展笑颜，使失意者豁达开朗、振作精神，则疾病得以康复，这种方法即为喜胜悲（忧）疗法。如《儒门事亲》所记病人因"闻父死于贼"过度悲伤忧郁，心中结块痛不可忍。张戴认为"忧则气结，喜则百脉舒和""喜可治悲，以谑浪亵押之言娱之"使病人畅怀大笑，一、二日后心下块皆散，不药而愈。由此可见，我国古代情志相胜疗法对于有明显器质性病变的疾病也有很好的疗效。

在运用喜胜悲（忧）疗法时，首先要考虑患者本身的具体情况，采用适当的方法，尽量满足患者的需求，从而使患者产生喜悦的心情。而且如果在治疗过程中，医生为了达到治疗的目的，采取善意欺骗的措施，虽有了效果，但其效果是暂时的，需要及时对患者进行劝慰和开导，否则患者极易出现病情的反复。

站桩功法——丹变站桩功

功法讲解

1.早晨面向东面（朝阳），晚上面向北面（北极星），下午不能面向西方。

2.两脚左右分开，在同一横线上，左腿成弓步状，左膝盖不能超过左脚尖，右膝向外撑，使裆部撑圆，重心在左腿。

3.上身保持正直，两臂撑圆饱满。左手立掌向前，位于左膝盖前上方，掌尖与鼻尖相齐，距鼻尖10寸（约30cm），右手四指撮拢，中指外突，位于右膝盖前上方，松肩沉肘。

4.两目视左手指尖，眼睛似睁非睁，似合非合。

5.舌抵上腭，不出声音默念"啊ā——哂xī——嘘xū——吹chuī"，配合"呼——吸——呼——吸"。（图13）

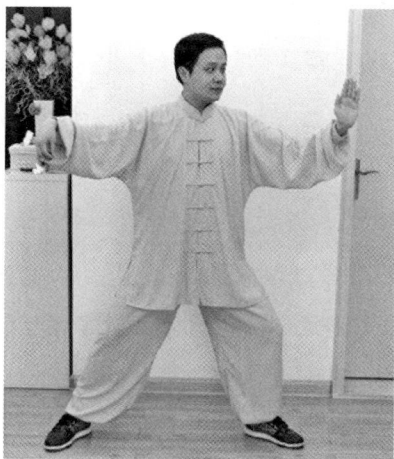

图13　气郁质心身养生站桩功法示范图

功法要点

1.选择练功环境宜优雅、安静、舒适，温度适宜，最好在草地或泥地上，周边有树或河流湖泊。

2.站桩前请先进行放松功法练习。

3.站桩过程中要做到意念集中，思想清静，抛弃一切思想杂念。

4.吸气时，提肛，五趾抓地，舌抵上腭，意念大自然之精华慢慢向上托起，托过头顶百会穴。呼气时，全身放松，气沉丹田（肚脐以下3寸处，又名"关元"穴），意念大自然精华之气往下沉至丹田，然后储备起来。

5.两肩放松，屈膝松胯，注意不要挑肩、架肘、撅臀。

6.不要过于下蹲，宜量力而行，时间因个人体力而异，每次短则半分钟，长可达数分钟。

功法效果

1.刚开始第一天可以感觉到，从丹田发出一股热流往下去走至左膝盖，左腿脚出现发沉、弹抖、发热等都是很好的现象。

2.站桩时如果觉得头脑清醒，矢气增多，这就是清气上升，浊气下降的表现，是非常好的现象。

3.每天至少坚持30分钟，第二、第三天感觉小腿发沉，第四、第五天感觉脚底发沉，第七天清气上升至头顶百会穴，浊气下降至脚底涌泉穴。

4.最终能感觉到上虚下实，即丹田以上非常虚灵，脚跟非常稳固，这便是最好的效果。

养生原理

人体之气是人的生命运动的根本和动力。生命活动的维持，必须依靠气。人体的气，除与先天禀赋、后天环境以及饮食营养相关以外，且与肾、脾、胃、肺的生理功能密切相关，所以机体的各种生理活动，实质上都是气在人体内运动的具体体现。当气不能外达而结聚于内时，便形成"气郁"。

中医认为，气郁多由忧郁烦闷、心情不舒畅所致，长期气郁会导致血循环不畅，严重影响健康。

《古今医统大全·郁证门》说："郁为七情不舒，遂成郁结，既郁之久，变病多端。"古人又有"六郁"之论，首见于元代朱丹溪《丹溪心法·六郁》，即气郁、湿郁、痰郁、热郁、血郁、食郁。六郁之中，气郁为先，气郁一成，诸郁遂生。

七情所伤，气郁为先。《丹溪心法·六郁》说："气血冲和，万病不生，一有怫郁，诸病生焉。故人身诸病，多生于郁。"人体的各种生理活动，以气为动力，能推动脏腑气化，输布津液，宣畅血脉，消化水谷。若情志过极，忧思郁怒，首害气机。所谓气郁，通常是指肝气郁结。肝司疏泄，以气为用，气之疏泄，则可使周身之气机，脏腑之功能活动条达畅茂。若肝气郁结，疏泄失司，木郁而致诸脏气机皆不得畅达，气郁由是而成。

"丹变"即丹田的变化，俗称"单鞭"。其实这个功法是在丹田内转的带动下完成的，要内外合一，周身一家，如同一个硕大无朋的圆球在旋转。两臂、两腿放松开展，肘膝垂直相对，五弓齐备，上虚下实，左右平准，松净自然。

前人有太极拳《各式白话歌》一文，其中有"双手推出拉单鞭""回身拉成单鞭势""扭颈回头拉单鞭""更拉单鞭真巧妙""回头再拉斜单鞭""转身复又拉单鞭"等句，凡对"单鞭"式动作均用一个"拉"字。说明做"单鞭"式动作时，双手臂须前后伸展如拉直了的一条鞭子。甩直了的鞭子自然是柔中有刚，击拍响脆。在技击上"单鞭"式是连消带打，以守为攻的用法。

太极拳练习时要"以意行气，以气运身""行气如九曲珠，无微不至"，气遍周身滞。这样就可以使全身之气机通调无阻，血脉自然和顺。气血充盈，必然神清气爽，心情通畅，还有什么心理障碍不能克服呢？

气郁体质的人精神抑郁，心胸滞碍，"丹变站桩功"将四肢展开以流通气血，而其内在的丹田之气运转使得整个人体的气机和顺，故对气郁体质的改善有着积极的作用。有的习练者仅仅练习一次就会有心胸开阔、气息顺畅、心情愉悦的感觉，如能坚持，对其整个体质的改善大有裨益。

膏方调理法

疏肝忘忧膏

【药物组成】

1.中药煎剂

百合200g，丹参150g，合欢花30g，合欢皮100g，石菖蒲100g，炙远志60g，麦芽150g，淮小麦300g，茯苓150g，茯神150克，大枣100g，制香附150g，广郁金100g，炙甘草60g。

2.胶类药

龟甲胶50g，鹿角胶100g，阿胶50g。

3.调味药

生姜汁100mL，蜂蜜100g，冰糖100g。

4.药物加减方法

睡眠欠佳者，加炒酸枣仁150g，首乌藤200g；食纳欠馨者，加麦芽至200克，山楂100克；便秘者，加莱菔子150g，决明子150g。

【制备方法】

1.中药饮片入冷水在砂锅中浸泡约1小时，煎煮，先用武火煮开，再用文火煮30分钟，煎出药汁约300mL，倒出。

2.将药渣添冷水继续煎煮，先用武火煮开，再用文火煮15分钟，煎出药汁约300mL，倒入第一次的药汁中。

3.同上煎煮法煎煮第三次烧开时，再用文火煎煮15分钟，煎出药汁约300mL，倒入前两次的药汁中。

4.把阿胶、龟甲胶、鹿角胶放入黄酒浸泡去腥，待膏溶胀后，倒入煮好的清药汁中。

5.煎煮浓缩药汁，沉淀，离火待用。

6.将生姜汁、蜂蜜、冰糖冲入浓缩药汁，用文火煎熬，不停搅拌，熬至黏稠状。

7.离火，自然冷却。用洁净干燥的搪瓷罐、瓷罐、砂锅存放于冰箱，若用砂锅存放，砂锅底最好抹一层麻油。

此为1个月左右的膏滋量。

【服用方法】

温水兑服，一次1匙（每匙15mL），第1周早饭前空腹服用1次，从第2周起早饭前、晚睡前各服用1次。

【功效】

疏肝解郁，养心安神。

【适用人群】

尤其适用于肝气郁结，心神失养，容易焦虑，抑郁，神经衰弱的人群。

注意事项

服本方期间忌服辛辣刺激、油腻、生冷等不易消化食物。
感冒、发热、腹泻等急性病患者忌服；孕妇忌服。

起居饮食生活心法

一、起居调养

气郁质者有气机郁结倾向，要舒畅情志，宽松衣着，适当增加户外活动和社会交往，以放松身心，和畅气血，减少怫郁。

二、饮食宜忌

气郁质是气机郁滞不畅的体质状态，因此宜选用具有理气解郁、调理脾胃功能的食物，如大麦、荞麦、高粱、白萝卜、洋葱、香菜、包心菜、苦瓜、丝瓜、黄花菜、刀豆、蘑菇、豆豉、海带、海藻、柑橘、柚子、山楂、菊花、玫瑰花、茉莉花等。

气郁体质亚健康者应少吃收敛酸涩的食物，如石榴、乌梅、青梅、杨梅、草莓、杨桃、酸枣、李子、柠檬、南瓜、泡菜等，以免阻滞气机，因气滞而血凝。亦不可多食冰冷食物，如雪糕、冰激淋、冰冻饮料等。忌食烟酒、咖啡、浓茶等刺激品，少食肥甘厚味的食物。

三、食疗药膳

【菜肴】

1.黄花菜炒木耳

原料：鲜黄花菜500g，干木耳50g，瘦肉100g，盐2g。

制法：焯好的黄花菜捞出来泡在凉水里2小时。泡黄花菜的间隙，泡几朵木耳，泡好后清洗干净，撕成小块，瘦肉切丝，黄花菜捏干水分备用。将锅内放油烧热，放入葱花爆香，把肉丝先下锅煸成白色，放木耳煸炒，然后下黄花菜、加入少许汤、精盐，炒至黄花菜入味，出锅即可。

功效：本菜是一道安神解郁的食疗佳肴。适合气郁体质亚健康者。

服法：佐餐食用。

2.黄花菜炒鸡蛋

原料：干黄花菜70g，鸡蛋3个，葱、姜适量（各1～2g），植物油适量（约50g），盐4g，味精2g。

制法：干黄花菜清洗2遍，用温水泡2小时，摘去硬花梗。葱姜切丝备用。将鸡蛋打入碗内，加1～2g精盐并搅匀。锅内放少许植物油，把鸡蛋炒熟盛出备用。锅内放少许植物油，放入葱姜丝炒出香味，加入黄花菜，略为翻炒，加入鸡蛋、2～3g精盐、味精，翻炒均匀盛入盘内。

功效：这是一道养心安神的食疗佳品。适合气郁体质亚健康者。

服法：佐餐食用。

【汤羹】

1.玫瑰花鸡肝汤

原料：银耳15g，玫瑰花10g，茉莉花24朵，鸡肝100g。

制法：银耳洗净撕成小片，清水浸泡待用；玫瑰花、茉莉花温水洗净；鸡肝洗净切薄片备用。将水烧沸，先入料酒、姜汁、食盐，随即下入银耳及鸡肝，烧沸，打去浮沫，待鸡肝熟后调味，最后入玫瑰花、茉莉花稍沸即可。

功效：这是一道疏肝解郁、健脾宁心的药膳佳品。适合气郁体质亚健康者。

服法：佐餐食用。

2.佛手陈皮蚌肉汤

原料：佛手、陈皮各6g，蚌肉250g，琼脂30g，蜜枣6个，生姜3片。

制法：佛手、陈皮、蜜枣洗净，陈皮去瓤，蜜枣去核，稍浸泡；蚌肉、琼脂分别洗净，浸泡。然后一起与生姜放进瓦煲内，加入清水2000mL（约8碗水量），武火煲沸后改为文火煲1.5～2小时，调入适量食盐、生油便可。

功效：这是一道行气解郁、清热消痰的药膳食疗佳品。适合气郁体质亚健康兼见痰多、气短者。

服法：佐餐食用。

【粥食】

1.橘皮粥

原料：橘皮50g，粳米100g。

制法：橘皮研细末备用。粳米淘洗干净，放入锅内，加清水。煮至粥将成时加入橘皮，再煮10分钟即成。

功效：这是一道理气运脾的药膳食疗养生粥。适合气郁体质亚健康者或兼痰湿体质者。

服法：佐餐食用。

2.疏肝粥

原料：柴胡6g，白芍12g，枳壳12g，香附3g，川芎3g，陈皮3g，甘草3g，粳米50g，白糖适量（糖尿病用木糖醇替代）。

制法：将以上七味中药水煎，取汁去渣，加入粳米煮粥，待粥将成时加白糖（或木糖醇）调味。

功效：这是一道疏肝解郁的食疗养生粥。适合气郁体质亚健康以神情抑郁、胸闷不舒为主要特征者。

服法：佐餐食用。

【茶饮】

1.萱草忘忧饮

原料：金针菜50g。

制法：金针菜煮水代茶饮用。

用法：代茶饮，每日温服。

功效：本茶具有解郁安神的功效。

2.合欢玫瑰茶

原料：合欢花6g，玫瑰花6g。

制法：将合欢花、玫瑰花洗净，煮水代茶饮。

用法：代茶饮，每日温服。

功效：本茶具有安神疏肝的功效。

温馨提示：若患糖尿病、肥胖、高脂血症、痛风等疾病，应遵照相应的饮食规范。如：糖尿病患者少食含糖量高的食物；高脂血症及肥胖患者应少食高胆固醇、高糖、高脂肪食物；痛风患者禁食啤酒、动物内脏、海鲜类等嘌呤含量较高的食物。

穴位保健法——气郁质穴位按摩

经络调理重在理气解郁、畅通气血，只针不灸，用泻法。气郁质常用腧穴可选内关、膻中、期门、太冲、肝俞、合谷、三阴交等。

一、内关

位置：位于前臂掌侧，当曲泽穴与大陵穴的连线上，腕横纹上2寸，掌长肌腱与桡侧腕屈肌腱之间。即腕横纹正中上2寸，即手腕横纹向后三横指，在两筋之间取穴。

经属：手厥阴心包经。

操作：用拇指端按揉1～3分钟。

说明：内关穴是打开心结的要穴，它所属的这条经络叫心包经，通于任脉，会于阴维，是八脉交会穴之一，有益心安神、和胃降逆、宽胸理气、镇定止痛之功。特别适合心情抑郁、烦躁、紧张者，尤其是有心脏疾病的患者。

内关穴自古就是中医用来治疗心脏疾病的必用穴，对某些心脏病有立竿见影之效，如冠心病、心绞痛、心律失常发作时，点按内关穴，每次3分钟，间歇1分钟，就能迅速止痛或调整心律，但重症急性发作的心脏病患者，如心肌梗死，在病情发作时应立即服药或去医院，以免耽误病情。

为什么按揉内关穴有这么神奇的作用呢？这是因为内关穴是心包经上的重要大穴，而且与手少阳三焦经相联络。如果说心包是心脏的守护神，那么内关则是心包的守护神，而三焦经又是内脏的统领，所以此穴可谓保护心脏的第一要穴，对心脏的安全具有举足轻重的作用。

《针灸甲乙经》中讲："心澹澹而善惊恐，心悲，内关主之。"其实说的就是心脏病（心律失常）的主要症状，心神不安，心里发慌，惊恐不安或忧愁郁闷，这些症状都在内关穴的治疗范围之内。

按摩此穴，建议每天晚饭后或在看电视时坚持按揉两侧内关穴。因为戌时（19：00～21：00）是心包经气血最旺的时候，是专门保护心脏的时间，只有这时才最能调动心包自身的力量，最彻底、最有效地解决"心"的问题。

二、太冲

位置：位于人体足背侧，当第1跖骨间隙的后方凹陷处。即大脚趾趾蹼后方凹陷处。

经属：足厥阴肝经。

操作：用拇指端按揉1～3分钟。

说明：太冲穴是肝经的原穴，原穴的含义有发源、原动力的意思，也就是说，肝脏所表现的个性和功能都可以从太冲穴找到形质。太冲穴像是一位不怒而威而又宽厚睿智的"长者"，它总能给你注入能量，总能为你排解郁闷，总能让你心平气和，甚至在险象环生之时让你临危不乱、勇往直前。

一个穴位竟有如此的功效，很多人觉得是在夸大其词。在中医里面，肝被比作是刚直不阿的将军，"肝为刚脏"说明这个脏器阳气是很足的，火气是很大的，是不能够被压抑的。"肝主筋"，中风后遗症的患者通常都是手脚拘挛，这就证明肝已受伤了。"肝开窍于目"是说眼睛的问题主要是由肝来决定的，如肝血不足眼睛就酸涩，视物不清；肝火太旺，眼睛就胀痛发红。

太冲穴最适合那些爱生闷气、有泪往肚子里咽的人，还有那些郁闷、焦虑、忧愁难解的人，但如果你是那种随时可以发火，不加压抑，发完马上又可谈笑风生的人，太冲穴就意义不大了。揉太冲穴，要从太冲揉到趾蹼，即行间穴，将痛点从太冲转到行间，效果会更好一些。

三、膻中

位置：位于胸部，当前正中线上，平第4肋间，两乳头连线的中点。

经属：任脉。心包募穴，八会穴之气会。

操作：用拇指端按揉1～3分钟。

说明：凡具有疏通气机、消除气滞、通经活络功效的穴位，称为理气穴。膻中穴就是临床上最常用的理气穴，常用于治疗心胸疾病，如心胸痛、乳腺增生、咳嗽、哮喘等。

膻中穴为什么会有如此奇效呢？膻中穴应该说是一个很特殊的穴位，它位于人体胸部的正中线上，在两乳头之间连线的中点。《黄帝内经》说："膻中者，臣使之官，喜乐出焉。""膻中者，心主之宫城也。""膻中者，为气之海。"所以，膻中穴是容纳一身之气的大海。按摩此穴，可以打开"气闸"，让全身之气通行无阻。遇到不开心的事，多按摩此穴，也能让低落的情绪变得正常起来。如果你情绪不好，气下不能达于足，上不能传于头，全身上下气机不畅，当然会觉得心烦意乱、胸闷不堪，此时只要按摩膻中穴，自然能宽胸顺气，情绪也就变好了。

按摩膻中穴一般选用拇指或中指的指腹，力度以稍有疼痛感为宜，切忌用蛮力。体质好的朋友按摩时，用力可稍大些，体质不好的朋友，动作要轻柔些。除拇指按揉外，还可以用擦法治疗，即用手掌的大鱼际、掌根或小鱼际，进行直线来回摩擦，感觉局部发热即可。

女性朋友按摩此穴，还具有一定的丰胸效果。产后乳汁不足的，也可常按摩此穴位。

◎ 心身疗愈法

宇宙万物都在以自己的方式振动和波动中，人声是一种能够以物理形式借助声音的震动使经络畅通。由于思维心的存在，人们常常有意识控制内心深处声音的产生，甚至浑然不觉。一旦这些声音被释放出来就会起到疗愈的作用，具体方法如下。

气郁质人的性格郁郁寡欢，烦闷不乐，可以反复咏唱母音"a"。母音"a"被古人视为"纯净之音"，象征者无边无际，包容和宽广，对气郁质人的疗愈效果非常显著。气郁质反复哼唱时，要把注意力集中在呼吸上，呼吸就是我们的生命和灵魂。发音者即为听者，听者即为发音者。两脚和肩同款，脚尖向前，双目轻闭，放松轻摇身体，然后静止呼吸片刻，左脚向前半步，伸开双臂，向身体两侧打开，发出自然的放松的"a"音。随着不断发出"a"音，感受自己有哪些情绪，通过"a"音释放出来。也许是悲伤，也许是愤怒，也许是平静等等，放下分别心，持续的发出来。

然后朗读唐朝刘禹锡的诗。

《秋词二首·其一》
自古逢秋悲寂寥，我言秋日胜春朝。
晴空一鹤排云上，便引诗情到碧霄。

觉察朗读中产生的情绪，多吟诵几遍，回到呼吸，练习完毕。

血 瘀 质

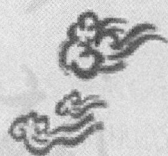

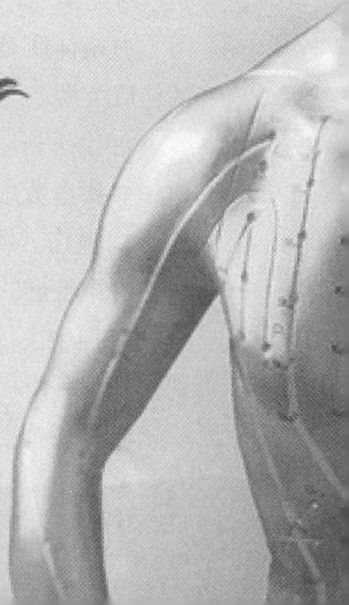

代表人物——最美奋斗者焦裕禄

2022年8月16日是焦裕禄诞辰100周年。焦裕禄身上亲民爱民、艰苦奋斗、科学求实、迎难而上、无私奉献的精神，跨越时空，历久弥新。

焦裕禄罹患肝癌去世，笔者推测他属于血瘀质主要基于3点原因：其一，长期超负荷工作引发的身体劳损；其二，所患的肝癌重症；其三，患病后期面容上显现的病容与暗沉迹象。

焦裕禄一心扑在兰考的治理工作中，在兰考的日日夜夜，他总是冲锋在前。长期高强度的工作，加上恶劣的生活条件，让他的身体不堪重负，就像一台过度运转的机器，不断积累着损伤。

1964年初，焦裕禄被确诊患有肝癌。病魔无情地侵蚀着他的身体，病情日益加重。但他始终将兰考的发展和群众的疾苦放在首位，忍着剧痛坚持工作。即使疼痛难忍，他也只是用茶缸、藤椅顶住肝部，从不耽误工作。

到了生命的最后阶段，焦裕禄的面容因疾病折磨发生了巨大变化。曾经充满干劲的脸庞变得蜡黄消瘦，脸上满是病容，暗沉的气色与之前形成鲜明对比，曾经明亮的双眼也因病痛而黯淡无光。可即便如此，他心里想的依旧是兰考的治理，是兰考百姓的幸福生活。

血瘀体质是一种体内有血液运行不畅的潜在倾向或瘀血内阻的病理基础的体质类型。

古代医籍中所载之"死血""留血""凝血"等均属此类。《金匮要略·血痹虚劳病脉证并治》云："五劳虚极羸瘦，腹满不能饮食，食伤、忧伤、房室伤、饥伤、劳伤、经络荣卫气伤，内有干血，肌肤甲错，两目黯黑，缓中补虚，大黄䗪虫丸主之。"

按照中医体质学关于体质特征描述的几个方面即形体特征、生理表现、心理特征、发病倾向等，血瘀质的主要特征可概括如下。

形体特征：瘦人居多。

心理特征：性格内郁，易烦，健忘。

发病倾向：易患出血、痛经、闭经、中风、胸痹、癥瘕等病。

对外界环境适应能力：不耐受风邪、寒邪。

常见表现如下。

主项：平素面色晦暗，皮肤偏暗或色素沉着，容易出现瘀斑，易患疼痛，口唇暗淡或紫，舌质暗有瘀点或有片状瘀斑，舌下静脉曲张，脉象细涩或结代。

副项：眼眶暗黑，鼻部暗滞，发易脱落，肌肤甲错，女性多见痛经、闭经、崩漏或经色紫黑有块。

血行不畅，气血不能濡养机体，则形体消瘦，发易脱落，肌肤甲错；不通则痛，故易患疼痛，女性多见痛经；血行瘀滞，则血色变紫变黑，故见面色晦暗，皮肤偏暗，口唇暗淡或紫，眼眶暗黑，鼻部暗滞；脉络瘀阻，则见皮肤色素沉着，容易出现瘀斑，妇女闭经，舌质有点、片状瘀斑，舌下静脉曲张，脉象细涩或结代；血液瘀积不散而凝结成块，则见经色紫黑有块；血不循经而溢出脉外，则见崩漏。

◎ 情志相胜疗法

血瘀质者常心烦、急躁、健忘，忧郁、苦闷、多疑。苦闷忧郁会加重血瘀，故应保持心情愉快、乐观，及时消除不良情绪，防止郁闷不乐而致气机不畅、血行受阻。可多听一些抒情柔缓的音乐来调节情绪。

血瘀质者如果出现不良情绪，如多疑、焦虑等，如何运用"情志相胜疗法"来解决问题呢？可以参考中国古代经典案例。

案例 1

一人患心疾，见物如狮子。伊川先生教以手直前捕之，见其无物，久久自愈，岂非真能破伪，伪难饰真耶？（《名医类案·癫狂心疾》）

解读：程颐（伊川）先生让患者见怪不怪，狮子来即伸手捕捉，却无此物，在不停地捕捉过程中通过学习，自我调整，矫正变态心理，其病得以自愈。本案例属于现代心理学中的行为诱导法，对患者进行行为诱导以矫正变态行为的方法，古人已经运用于临床，可供借鉴使用。

案例2

尝有亲客，久阔不复来，广问其故，答曰："前在坐，蒙赐酒，方欲饮，见杯中有蛇，意甚恶之，既饮而疾。"于时河南听事壁上有角，漆画作蛇，广意杯中蛇即角影也。复置酒于前处，谓客曰："酒中复有所见不？"答曰："所见如初。"广乃告其所以，客豁然意解，沉疴顿愈。（《晋书·乐广传》）

解读：本案例其实就是著名的典故"杯弓蛇影"。正所谓"心病还需心药医"，消除疑惑最好办法是说明事情的真相。

案例3

唐时京师有医者，忘其姓，名元颠。中表间有一妇从夫南中，曾误食一虫，常疑之，由是成疾，频疗不损，请诊之。医者知其所患，乃请主人姨称中谨密者一人，预戒之曰："今以药吐泻，但以篮盂盛之，当吐之时，但言有一小虾蟆走出，然切不得令病者知是谁给也。"其迹仆遵之，此疾永除。（《古今图书集成·医部全录·医术名流列传》）

解读：患者因"曾误食一虫""常疑之"而病，本案例的巧妙之处在于"以药吐泻""当吐之时""但言有一小虾蟆走出"，以解除患者的疑虑，进而"此疾永除"。

案例4

一人在姻家饮酒，醉甚，送宿花轩，夜半酒渴，欲水不得，遂口服石槽中水碗许，天明视之，槽中俱是小红虫，心陡然而惊，郁郁不散。心中如有蛆物，胃脘便觉闭塞，日想月疑，渐成痰隔，遍医不愈。吴球往视之，知其病生于疑也。用结线红色者，分开剪断如蛆状，用巴豆二粒，同饭捣烂，入红线，丸数十九。令病人暗室内服之，又于宿盆内放水，须臾欲泻，令病人坐盆，泻出前物，荡漾如蛆，然后开窗，令亲视之。其病从此解，调理半月而愈。（《古今医案按·诸虫》）

解读：本案例与案例3相似，不同之处在于，医生巧妙地将红线入药，使得患者看到"荡漾如蛆"，最终解除顾虑"其病从此解"。

站桩功法——抱头推山站桩功

功法讲解

1.早晨面向东面（朝阳），晚上面向北面（北极星），下午不能面向西方。

2.两脚前后分开，在同一直线上，左腿成弓步状，左膝盖不能超过左脚尖，右腿蹬直。重心在左腿。

3.上身保持正直，两臂伸直，双手立掌前推。掌尖与鼻尖相齐，距鼻尖10寸（约30cm）。松肩沉肘。

4.两目前视，眼睛似睁非睁，似合非合。

5.舌抵上腭，默念：不出声音默念"啊ā——哂xī——嘘xū——吹chuī"，配合"呼——吸——呼——吸"。（图14）

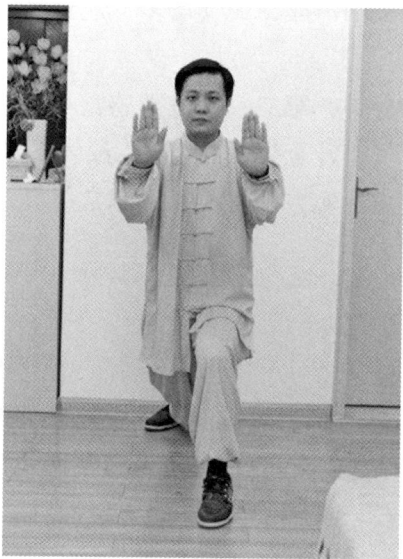

图14　血瘀质心身养生站桩功法示范图

功法要点

1.选择练功环境宜优雅、安静、舒适，温度适宜，最好在草地或泥地上，周边有树或河流湖泊。

2.站桩前请先进行放松功法练习。

3.站桩过程中要做到意念集中，思想清静，抛弃一切思想杂念。

4.吸气时，提肛，五趾抓地，舌抵上腭，意念大自然之精华慢慢向上托起，托过头顶百会穴。呼气时，全身放松，气沉丹田（肚脐以下3寸处，又名"关元"穴），意念大自然精华之气往下沉至丹田，然后储备起来。

5.两肩放松，屈膝松胯，注意不要挑肩、架肘、撅臀。

6.不要过于下蹲，宜量力而行，时间因个人体力而异，每次短则半分钟，长可达数分钟。

功法效果

1.刚开始第一天可以感觉到，从丹田发出一股热流往下去走至左膝盖，左腿脚出现发沉、弹抖、发热等都是很好的现象。

2.站桩时如果觉得头脑清醒，矢气增多，这就是清气上升，浊气下降的表现，是非常好的现象。

3.每天至少坚持30分钟，第二、第三天感觉小腿发沉，第四、第五天感觉脚底发沉，第七天清气上升至头顶百会穴，浊气下降至脚底涌泉穴。

4.最终能感觉到上虚下实，即丹田以上非常虚灵，脚跟非常稳固，这便是最好的效果。

养生原理

"抱头推山"本是意喻抱着对方的头部，然后再像推动大山一样将对手推出去，但在此处作为站桩功，要求习练者想象抱着自己的头，以及用双手从胸中将瘀血推出去。

瘀，亦常作淤，瘀之本义指血积不行。如《说文解字》释："瘀，积血也。"《辞海》谓："瘀，积血。即瘀血。指体内血液滞于一定处所。"淤，本指水中沉淀的泥沙，但又有"滞塞，不流通"的含义。

血瘀是指血液循行迟缓和不流畅的一种病理状态，是血液循行受到了阻碍所致。生理状态下，血液循行于经脉，畅达周身，发挥其滋养荣润之职，如《血证论》说："平人之血，畅行脉络，充达肌肤，流通无滞，是谓循经，谓循其经常之道也"。《诸病源候论》说："血之在身，随气而行，常无停积。"血之运行，听命于气，故曰"气为血之帅"。《素问·举痛论》说："经脉流行不止，环周不休，寒气入经而稽迟，泣而不行。"凡此都说明，气病或邪气影响可以导致血行不畅，而为血瘀。《丹溪心法·六郁》中所论述的"血郁"，更是指的血行不畅，即血瘀病变。

血瘀为病广泛，血循经脉周行全身，若血瘀不行，则为害广泛，内而脏腑，外而肌肤，上至颠顶，旁及四肢，皆可因血瘀不行而为病。瘀滞经脉，瘀阻气血，瘀遏清窍，瘀着脏腑，为病多端，难以尽述。

习练者通过练习抱头"推山站桩功"，摆出双手推出的姿势，配合呼吸，形成一种"气势鼓荡"，尤其是对于人体经脉血管具有重要的鼓动作用，从而起到活血化瘀的功效。对于血瘀体质者，最常见的就是心脏以及脑部血管的淤堵，长期练习可以防治心脑血管疾病。

对于气血的运行，心肺功能的强化起到至关重要的意义，中医认为"心主血脉""肺主气""肺朝百脉"。站桩时要求保持均匀深长的腹式呼吸，既强化了心的输出功能，又锻炼了肺的通气功能和换气功能，同时又由于横膈运动幅度加大，促进了血液和淋巴循环，加强了对腹腔脏器的按摩，促进其功能活动。内脏的运动又可经传入神经将反馈信息传给包括大脑、大脑边缘系统等高级神经中枢，并调整其功能状态，而经调整的脑高级神经中枢，可再调整外周自主神经功能和内分泌系统的功能。

通过"神经性调节"和"神经—体液性调节"使心血管、呼吸、消化、血液、代谢、排泄等系统的内脏功能增强，机体内脏功能调节趋于平衡，营养物质、氧气得到不断补充，代谢废物以及瘀血得以排出，人体代谢正常进行，这些对于血瘀体质的改善极为有益。

膏方调理法

高脂血症——祛瘀降脂膏

【药物组成】

1.中药煎剂

当归100g，赤芍100g，生地黄200g，川芎100g，丹参200克，炙水蛭30g，制何首乌150g，枸杞子100g，制大黄30g，决明子100g，茯苓150g，生白术150g，僵蚕100g，鬼箭羽100g，海藻150g。

2.胶类药

龟甲胶100g，阿胶100g。

3.调味药

生姜汁200mL，木糖醇10g。

4.药物加减方法

睡眠欠佳者，加百合200g，首乌藤200g；食纳欠馨者，加生山楂100g，炒谷芽200g；便秘者，加制大黄至60g，决明子至150g。

【制备方法】

1.中药饮片入冷水在砂锅中浸泡约1小时，煎煮，先用武火煮开，再用文火煮30分钟，煎出药汁约300mL，倒出。

2.将药渣添冷水继续煎煮，先用武火煮开，再用文火煮15分钟，煎出药汁约300mL，倒入第一次的药汁中。

3.同上煎煮法煎煮第三次烧开时，再用文火煎煮15分钟，煎出药汁约300mL，倒入前两次的药汁中。

4.把阿胶、龟甲胶放入黄酒浸泡去腥，待膏溶胀后，倒入煮好的清药汁中。

5.煎煮浓缩药汁，沉淀，离火待用。

6.将生姜汁、木糖醇冲入浓缩药汁，用文火煎熬，不停搅拌，熬至黏稠状。

7.离火，自然冷却。用洁净干燥的搪瓷罐、瓷罐、砂锅存放于冰箱，若用砂锅存放，砂锅底最好抹一层麻油。

此为1个月左右的膏滋量。

【服用方法】

温水兑服，一次1匙（每匙15mL），第1周早饭前空腹服用1次，从第2周起早饭前、晚睡前各服用1次。

【功效】

活血化瘀，降脂祛浊。

【适用人群】

尤其适用于痰瘀阻滞型高脂血症的患者。

注意事项

服本方期间忌服辛辣刺激、油腻、生冷等不易消化食物；
感冒、发热、腹泻等急性病患者忌服；孕妇忌服。

痛经——温经止痛膏

【药物组成】

1.中药煎剂

当归100g，炒白芍100g，川芎100g，桂枝50g，干姜30g，法半夏100g，陈皮100g，小茴香30g，延胡索150g，茯苓100g，五灵脂100g，杜仲150g，肉桂（后下）30g，炙甘草30g。

2.胶类药

鹿角胶50g，阿胶150g。

3.调味药

生姜汁100mL，蜂蜜100g，红糖100g。

4.药物加减方法

睡眠欠佳者，加柏子仁100g，首乌藤200g；食纳欠馨者，加生山楂100g，炒麦芽200g；便秘者，加火麻仁120g，肉苁蓉100g。

【制备方法】

1.中药饮片（除肉桂外）入冷水在砂锅中浸泡约1小时，煎煮，先用武火煮开，再用文火煮30分钟，煎出药汁约300mL，倒出。

2.将药渣添冷水继续煎煮，先用武火煮开，再用文火煮15分钟，煎出药汁约300mL，倒入第一次的药汁中。

3.同上煎煮法煎煮第三次烧开时，放入肉桂，再用文火煎煮15分钟，煎出药汁约300mL，倒入前两次的药汁中。

4.把阿胶、鹿角胶放入黄酒浸泡去腥，待膏溶胀后，倒入煮好的清药汁中。

5.煎煮浓缩药汁，沉淀，离火待用。

6.将生姜汁、蜂蜜、红糖冲入浓缩药汁，用文火煎熬，不停搅拌，熬至黏稠状。

7.离火，自然冷却。用洁净干燥的搪瓷罐、瓷罐、砂锅陈放存放于冰箱，若用砂锅存放，砂锅底最好抹一层麻油。

此为1个月左右的膏滋量。

【服用方法】

温水兑服，一次1匙（每匙15mL），第1周早饭前空腹服用1次，从第2周起早饭前、晚睡前各服用1次。

【功效】

温经活血，化瘀止痛。

【适用人群】

尤其适用于宫寒血瘀型痛经的患者。

注意事项

服本方期间忌服辛辣刺激、油腻、生冷等不易消化食物；
感冒、发热、腹泻等急性病患者忌服；孕妇忌服。

起居饮食生活心法

一、起居调养

血瘀质者具有血行不畅的倾向。血得温则行，得寒则凝，因此血瘀质者要避免寒冷刺激。日常生活中应注意动静结合，不可贪图安逸而加重气血瘀滞。

二、饮食宜忌

血瘀质者具有血行不畅甚或瘀血内阻之虞，因此血瘀质亚健康者在饮食上应选择具有活血化瘀功效的食物，如生山楂、金橘、番木瓜、芒果、黑豆、黄豆、香菇、茄子、油菜、红糖、黄酒、葡萄酒等。要正确对待饮酒问题，酒虽然有活血作用但伤肝，因此不宜饮用烈性酒；少量饮用葡萄酒、糯米甜酒，既可活血化瘀，又对肝脏构不成严重危害，有益于促进血液循行，比较适合女性。

不宜吃收涩、寒凉、冰冻之物，如乌梅、柿子、石榴、苦瓜、花生米等。不可多吃高脂肪、高胆固醇、油腻食物，如蛋黄、虾、猪头肉、猪脑、奶酪等。

山楂可用于血瘀质、血瘀质肥胖者、慢性心脑血管疾病的调养。金橘无活血作用，但疏肝理气作用好，也可用之。韭菜、洋葱、大蒜、桂皮、生姜等适合血瘀质者在冬天食用，或血瘀质兼夹阳虚者食用。凉性活血之品有生藕、黑木耳、竹笋、紫皮茄子、芸薹菜、魔芋等，适合血瘀质者在夏天食用，或血瘀质兼夹湿热、阴虚内热体质的人食用。菇类养肝护肝，防癌抗癌，也很适合血瘀体质者。水产中的螃蟹可用于消散外伤后遗留的瘀血，海参对血瘀质形体干枯、皮肤干燥者效果好。醋有助于软化血管。菜籽油有活血之功，但有小毒。玫瑰花、茉莉花泡茶喝有疏肝理气、活血化瘀之功。

三、食疗药膳

【菜肴】

1. 益母草煲鸡蛋

原料：益母草30～60g，青皮鸡蛋1～2个。

制法：益母草用清水反复洗净并浸泡15分钟，之后与鸡蛋一起放进瓦煲内，加入清水450～500mL（1.5～2碗水量），煎煮20分钟，捞起鸡蛋放入清水中片刻，去蛋壳后再放进瓦煲内继续煎煮，如不习惯中药气味可加入适量红糖（糖尿病患者可用木糖醇代替），煎煮片刻即可。

功效：本菜是一道活血调经的药膳佳肴。适合血瘀体质亚健康者，尤其适用于妇女月经不调者。

服法：佐餐食用。

2. 芎归三七炖猪肉

原料：川芎6g，当归9g，三七10g，猪肉500g。

制法：川芎、当归、三七、猪肉同放入煲内，加清水适量，文火炖2～3小时，饮汁吃肉，连用5～6天。

功效：这是一道活血化瘀的药膳佳品。适合血瘀体质亚健康者。

服法：佐餐食用。

【汤羹】

1. 山楂红糖汤

原料：生山楂10枚，红糖（糖尿病患者不用红糖）30g。

制法：生山楂冲洗干净，去核打碎，放入锅中，加清水煮约20分钟，调以红糖进食。

功效：这是一道活血散瘀、开胃消食的药膳佳品。适合血瘀体质亚健康兼见消化不良者。胃酸过多者忌食。

服法：佐餐食用。

2.泽兰炖甲鱼

原料：泽兰10～15g，甲鱼1只，生姜2～3片。

制法：先用热水烫甲鱼，使其排尿，切开去肠脏；泽兰研末，纳入甲鱼腹内（甲与肉同用），然后与生姜一起放进炖盅内，加入适量的冷开水，隔水炖约2.5小时，调入适量食盐和生油，稍炖片刻便可。

功效：这是一道滋阴活血的药膳食疗佳品。适合血瘀体质亚健康者，尤其适用于妇女月经不调者。

服法：佐餐食用。

【粥食】

1.黑豆川芎粥

原料：川芎10g，黑豆25g，粳米50g。

制法：川芎用纱布包裹，和黑豆、粳米一起加水煮熟，加适量红糖，分次温服。

功效：这是一道活血祛瘀、行气止痛的药膳食疗养生粥。适合血瘀体质亚健康者。

服法：佐餐食用。

2.山楂粥

原料：山楂、红糖适量（糖尿病患者不用红糖）。

制法：先煮山楂，再加入粳米煮粥，待粥将成时加红糖调味。

功效：这是一道活血开胃的食疗养生粥。适合血瘀体质亚健康及食欲不佳者。胃酸过多者忌食。

服法：佐餐食用。

【茶饮】

1.山楂茶

原料：山楂15g。

制法：将山楂洗净泡水饮用。

用法：代茶饮，每日温服。

功效：本茶具有活血化瘀、开胃消食的功效。胃酸过多者忌食。

2.玫瑰茶

原料：玫瑰花6g。

制法：将玫瑰花洗净，开水泡开即饮。

用法：代茶饮，每日温服。

功效：本茶具有活血疏肝的功效。

温馨提示：若患糖尿病、肥胖、高脂血症、痛风等疾病，应遵照相应的饮食规范。如糖尿病患者少食含糖量高的食物；高脂血症及肥胖患者应少食高胆固醇、高糖、高脂肪食物；痛风患者禁食啤酒、动物内脏、海鲜类等嘌呤含量较高的食物。

穴位保健法——血瘀质穴位按摩

初期只针不灸，用泻法，或以三棱针点刺出血，并施行刺血拔罐术。后期针灸并用，平补平泻，促使瘀血消散。选足厥阴肝经及背俞穴，取穴可选择血海、膈俞、心俞、气海、膻中、肝俞、合谷、太冲、阿是穴。还可选择刮痧，自下往上刮脊柱两侧的膀胱经，以活血化瘀。保健按摩可使经络畅通，促进血液循环。

穴位保健一般较为安全，但如果为严重的血液病，最好先明确诊断，在医生指导下使用或不使用本方法。

一、内关

位置：位于前臂掌侧，当曲泽穴与大陵穴的连线上，腕横纹上2寸，掌长肌腱与桡侧腕屈肌腱之间。即腕横纹正中上2寸，即手腕横纹向后三横指，在两筋之间取穴。

经属：手厥阴心包经。

操作：用拇指端按揉1~3分钟分钟。

说明：请参考痰湿质穴位按摩中关于内关的说明。

二、太冲

位置：位于人体足背侧，当第1跖骨间隙的后方凹陷处。即大脚趾趾蹼后方凹陷处。

经属：足厥阴肝经。

操作：用拇指端按揉1～3分钟。

说明：请参考气郁质穴位按摩中关于太冲的说明。

三、血海

位置：屈膝，在大腿内侧，髌底内侧端上2寸，当股四头肌内侧头的隆起处。即屈膝，以手掌按膝盖，2～5指向膝上伸直，拇指向膝内侧约呈45度角斜置，指端尽处取穴。

经属：足太阴脾经腧穴。

操作：用拇指端按揉1～3分钟。

说明：血海穴是生血和活血化瘀的要穴。血，指脾统摄血液；海，指脾经所生之血在此聚集，气血物质充斥的范围巨大如海，故名。该穴有化血为气、运化脾血之功能，为人体足太阴脾经上的重要穴道之一。

本穴主治月经不调、闭经、痛经、崩漏、带下、产后恶露不尽、贫血；睾丸炎、小便淋涩；气逆、腹胀；风疹、瘾疹、湿疹、皮肤瘙痒、神经性皮炎、丹毒；股内侧痛、膝关节疼痛；腹痛、体倦无力、便溏、腹泻等。

此外，血海穴还有祛斑美容的功效。中医则认为，经脉不通，导致瘀血内停，阻滞不畅，心血不能到达皮肤颜面、营养肌肤，而皮肤中的代谢垃圾、有害物和黑色素就不能随着人体的正常新陈代谢排出去，逐渐沉积就形成了色斑。所以，有斑必有瘀，祛斑必化瘀。色斑难以根治的原因在于普通药物无法直接深入病灶，难以将黏附在经络上像豆腐渣一样的淤积，彻底清除，另外，有色斑的患者，大部分都有一定程度的气血两亏的症状，血海穴可以一并治疗，既能补血又能活血，是改善血瘀质的必用之穴。

◉ 心身疗愈法

血瘀质情绪不展，易烦健忘。可以配合舒展肝气的运动疗法，歌唱就是其中之一。

《素问·阴阳应象大论》中将"角、徵、宫、商、羽"五音分属"木、火、土、金、水"，从而五音与五脏相通，有了"五脏相音"学说，即"宫声"入脾，"商音"入肺，"角声"入肝，"徵声"入心，"羽声"入肾。

中医看病讲究"望、闻、问、切"，其中闻不仅指闻气味，还包括听声音。《黄帝内经》提出"呼、笑、歌、哭、呻"为五声，分别对应肝、心、脾、肺、肾这五脏，用声音疗愈身体是一种有益于健康的方法。

"人声疗法"是心灵深处，形神合一自我流淌的声音。

血瘀质易导致肿瘤发生，以甲状腺结节为例，体验自由歌唱对身体的疗愈作用，具体方法如下。

放松地站着，闭上眼睛感受自己的呼吸，逐渐地把注意力放到甲状腺上，用心聆听结节部位发出的声音。身体的每一个部分都是一个生命体，每个生命体都有其自己的声波，机体的疾病多来自于情绪的累积，静静感受结节部位有哪些情绪，它想发出哪些情绪的呐喊，跟随这个内在声音，哼唱出来。

如果这个声音是叹息，你就自由地叹息。

如果这个声音是哭泣，你就放声地哭泣。

如果这个声音是愤怒，你就释放地呼喊。

逐渐地把这种自由发出的声音延长形成旋律，你就是歌者反复的吟唱，你是在为结节宣泄情绪。等你觉得可以的时候，让自己逐渐回到呼吸上，再次把注意力回到结节上，感觉它向一个得到满足的孩子一样，牙齿微露面带微笑，发出"嘻"音，感觉内在满足即止。

静坐一会，练习完毕。

特禀质

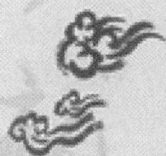

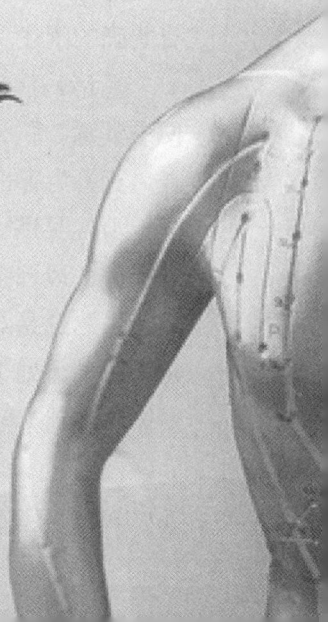

代表人物——甜歌皇后邓丽君

有中国人的地方，就有邓丽君的歌声，可惜天妒英才。

邓丽君在1994年患上了哮喘。1995年5月8日，邓丽君哮喘病发在泰国逝世，享年42岁，一代巨星就此陨落。

哮喘是典型的过敏性疾病，发病的危险因素包括遗传因素和环境因素等方面。邓丽君的体质按照中医九种体质的分类很显然属于"特禀质"。

"特禀质"是由于先天禀赋不足和禀赋遗传等因素造成的一种特殊体质，包括先天性、遗传性的生理缺陷与疾病以及过敏反应等。

中医对特禀现象的观察比较早，其中过敏性体质是在禀赋遗传基础上形成的一种特异体质，当过敏体质发生过敏性疾病时，必须改变治疗"过敏病"的观念，确立治疗"过敏人"的思想，中医在对待过敏体质的问题上要采用"治未病"的措施，以调控过敏体质为根本来防治过敏性疾病。

古代文献称"禀赋""禀性""资禀""质禀""胎禀"，即个人生长发育状况，禀受于父母。过敏体质具有先天禀赋差异性的特点，在中医古代文献中，没有明确提出"过敏体质"一词，但对过敏体质有初步的认识，如巢元方在《诸病源候论》中对"漆"过敏的病源、证候与体质的相关性问题有明确的阐述。

《诸病源候论·漆疮候》描述说："漆有毒。人有禀性畏漆。但见漆便中其毒。""若火烧漆，其毒气则厉，著人急重。亦有性自耐者，终日烧煮，竟不为害也。"

清代吴谦《医宗金鉴》中称："此证俗名鬼饭疙瘩，由汗出受风，或露卧乘凉，风邪多中表虚之人。初起皮肤作痒，次发扁疙瘩，形如豆瓣，堆累成片。"这是对荨麻疹病因病机的论述，其中"风邪多中表虚之人"，即是认为此种人处于"表虚"的过敏体质状态，这种体质状态是荨麻疹发病的重要体质基础。

按照中医体质学关于体质特征描述的几个方面即形体特征、生理表现、心理特征、发病倾向等，特禀质的主要特征可概括如下。

形体特征：无特殊，或有畸形，或有先天生理缺陷。

心理特征：因禀质特异情况而不同。

发病倾向：过敏体质者易药物过敏，易患花粉症；遗传疾病如血友病、先天愚型及中医所称"五迟""五软""解颅"等；胎传疾病如胎寒、胎热、胎惊、胎肥、胎弱等。

对外界环境适应能力：适应能力差，如过敏体质者对过敏季节适应能力差，易引发宿疾。

常见表现：遗传性疾病有垂直遗传，先天性、家族性特征；胎传性疾病为母体影响胎儿个体生长发育及相关疾病特征。

过敏性体质是特禀体质中比较重要的一种，其具有可干预性。由于先天禀赋不足、遗传因素，环境因素或药物因素等的不同影响，故特异质的形体特征、心理特征、常见表现、发病倾向等方面存在诸多差异，病机各异。

情志相胜疗法

特禀质可以根据不同的体质倾向，参考前面各种体质相关的情志相胜疗法。特禀质者应合理安排作息时间，正确处理工作、学习和生活的关系，避免情绪紧张。合理使用"情志相胜疗法"对特禀质的改善非常有帮助。

"情志相胜疗法"是中医心理疗法的一部分，主要是运用情志间的相互关系，用一种情志去纠正、影响另一种情志，有效地调节由情绪产生的疾病，从而达到治疗的目的。

"情志相胜疗法"中以情胜情的方法类别很多，在面对有情志疾病的患者时，如何运用"情志相胜疗法"，如何针对患者的内在及外在表现选择不同的情志方法显得十分重要。

情志相胜疗法在早期的雏形为《黄帝内经》中的五情相胜法，即："怒伤肝，悲胜怒""喜伤心，恐胜喜""思伤脾，怒胜思""忧伤肺，喜胜忧""恐伤肾，思胜恐"。

在医案的收集与整理中，笔者总结出针对具体情志病证的以情胜情法具体运用要点如下。

1."情志相胜疗法"中运用最多的为五情相胜疗法"。

2."情志相胜疗法"中最常用的具体方法为"喜胜悲""怒胜思"和"思胜恐"疗法。

3."怒"可以用"喜、思、悲、恐"四种中的任一种治疗。

4."恐"病仅用"思"治疗，即"思胜恐"，"思"仅用"怒"治疗，即"怒胜思"。

6."喜"疗是五种情志疗法中运用最多的方法。

7."喜胜悲"在历代医案中运用的数量最多，也在朝代的发展中，出现了广泛发展的态势，适合广泛运用于临床。

8."多情联用法"虽然受到了历代医家的重视，但实际运用中只出现了1例，其实用性有待进一步考察研究。

站桩功法——六封四闭站桩功

功法讲解

1.早晨面向东面（朝阳），晚上面向北面（北极星），下午不能面向西方。

2.两臂撑圆，松肩沉肘。左、右手掌心斜向前下，两掌约成45度角。

3.两脚分开与肩同宽，左脚虚脚向前点地，与右脚约成30度角，微微下蹲，重心在右腿（力量分配约三七开）。裆部撑圆，两膝略向内收。

4.两目前视，眼睛似睁非睁，似合非合。

5.舌抵上腭，不出声音默念："啊ā——哂xī——嘘xū——吹chuī"，配合"呼——吸——呼——吸"。（图15）

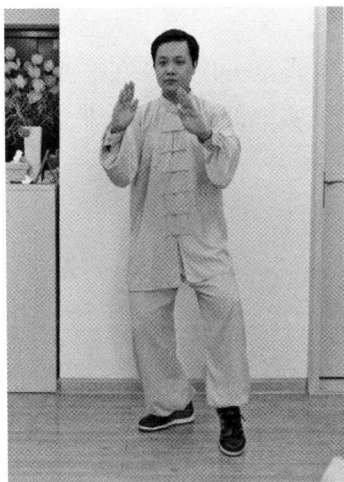

图15　特禀质心身养生站桩功法示范图

功法要点

1.选择练功环境宜优雅、安静、舒适，温度适宜，最好在草地或泥地上，周边有树或河流湖泊。

2.站桩前请先进行放松功法练习。

3.站桩过程中要做到意念集中，思想清静，抛弃一切思想杂念。

4.吸气时，提肛，五趾抓地，舌抵上腭，意念大自然之精华慢慢向上托起，托过头顶百会穴。呼气时，全身放松，气沉丹田（肚脐以下3寸处，又名"关元"穴），意念大自然精华之气往下沉至丹田，然后储备起来。

5.两肩放松，屈膝松胯，注意不要挑肩、架肘、撅臀。

6.不要过于下蹲，宜量力而行，时间因个人体力而异，每次短则半分钟，长可达数分钟。

功法效果

1.刚开始第一天可以感觉到，从丹田发出一股热流往下去走至右膝盖，右腿脚出现发沉、弹抖、发热等都是很好的现象。

2.站桩时如果觉得头脑清醒，矢气增多，这就是清气上升，浊气下降的表现，是非常好的现象。

3.每天至少坚持30分钟，第二、第三天感觉小腿发沉，第四、第五天感觉脚底发沉，第七天清气上升至头顶百会穴，浊气下降至脚底涌泉穴。

4.最终能感觉到上虚下实，即丹田以上非常虚灵，脚跟非常稳固，这便是最好的效果。

养生原理

1. 特禀质的特征

总体特征：先天失常，以生理缺陷、过敏反应等为主要特征。

形体特征：过敏体质者一般无特殊症状；先天禀赋异常者或有畸形或有生理缺陷。

常见表现：过敏体质者常见哮喘、风团、咽痒、鼻塞、喷嚏等症状；患遗传性疾病者有垂直遗传、先天性、家族性特征；患胎传性疾病者具有母体影响胎儿个体生长发育及相关疾病特征。

心理特征：随禀质不同情况各异。

发病倾向：过敏体质者易患哮喘、荨麻疹、花粉症及药物过敏等；遗传性疾病如血友病等。

适应能力：适应能力差。如过敏体质者对过敏季节适应能力很差，容易引发旧病发作。

2. 特禀质的调养

对于先天缺陷很难进行改善，所以其重点在于改善过敏性体质。"六封四闭"是陈式太极拳中的一个著名拳式，有左右之分，新架老架有别。其含义是封住上下左右前后六方，闭锁东西南北四门，使对手无隙可乘（在杨式太极拳中称为"如封似闭"），是典型的守中有攻、引而后发的技法。只有方法得当、拳理明白、招式精熟、拆架懂劲，才能动作准确、运用自如、得心应手。

针对过敏性体质，采用"六封四闭站桩功"与中医古方"玉屏风散"有异曲同工之妙。

此方出自元代名医朱震亨所著的《丹溪心法》一书，由防风、黄芪、白术三味中药组成。方中的防风在古代即名"屏风"（见《名医别录》），其味辛甘，性微温而润，为"风药中之润剂"。方中黄芪实卫，得防风则使邪去而外无所扰，得白术以培中固里，使脾健内有所据。所谓"发在芪防收在术"，内外兼顾，如屏风一样抵御外邪侵入，使人不发病，是非常理想的免疫调节剂。

而"六封四闭站桩功"正是如"屏风"一般，封住上下左右前后六方，闭锁东西南北四门，使得外邪不得侵入；与此同时，还配合呼吸，使内脏蠕动加强，对肠胃等内脏器官进行自我按摩，使人体气机通畅，脾胃升降和顺，新陈代谢加强，中土运化水谷功能健旺；由于化源增加，营养充足，肌肉自然丰满光泽，四肢强健灵活；脾气旺盛，营血充盈，卫气充实，正如《素问·刺法论》所说："正气存内，邪不可干。"

过敏性体质，除去避开过敏原以外，关键在于提升正气，从传统武术来说，提升正气的关键在于修炼内功。内功是传统武术的精华所在，而内功的具体修炼是以站桩功的方式来完成的，站桩功是传统武术的基础。只要是习武之人都知道基础对于一个练武之人的重要性，一般来说，在太极拳的技击中还蕴含着桩功的较量。

习练者在站桩中，通过思维意识的运用，而进入意识相对的静止状态，从中实现人体的阴阳平衡、开通经络、调和气血、补养元气，达到培本固元的目的。通过在站桩功中的锻炼，才能使体内的真气运动自如，通过心法的应用才能进入静定的状态，才能达到天地人三合的境界。

膏方调理法

荨麻疹——散风和营膏

【药物组成】

1.中药煎剂

徐长卿300g，炒白芍100g，生地黄100g，牡丹皮100g，桂枝100g，乌梅

30g，浮萍30g，炒黄芩100g，茯苓150g，炒白术150g，防风60g，僵蚕100g，蝉蜕30g，柴胡100g。

2.胶类药

龟甲胶100g，阿胶100g。

3.调味药

生姜汁100mL，蜂蜜100g，冰糖100g。

4.药物加减方法

睡眠欠佳者，加百合200g，首乌藤200g；食纳欠馨者，加生山楂100g，炒麦芽200g；便秘者，加莱菔子150g，决明子150g；瘙痒明显者，加白鲜皮100g，地肤子100g。

【制备方法】

1.中药饮片入冷水在砂锅中浸泡约1小时，煎煮，先用武火煮开，再用文火煮30分钟，煎出药汁约300mL，倒出。

2.将药渣添冷水继续煎煮，先用武火煮开，再用文火煮15分钟，煎出药汁约300mL，倒入第一次的药汁中。

3.同上煎煮法煎煮第三次烧开时，再用文火煎煮15分钟，煎出药汁约300mL，倒入前两次的药汁中。

4.把阿胶、龟甲胶放入黄酒浸泡去腥，待膏溶胀后，倒入煮好的清药汁中。

5.煎煮浓缩药汁，沉淀，离火待用。

6.将生姜汁、蜂蜜、冰糖冲入浓缩药汁，用文火煎熬，不停搅拌，熬至黏稠状。

7.离火，自然冷却。用洁净干燥的搪瓷罐、瓷罐、砂锅存放于冰箱，若用砂锅存放，砂锅底最好抹一层麻油。

此为1个月左右的膏滋量。

【服用方法】

温水兑服，一次1匙（每匙15mL），第1周早饭前空腹服用1次，从第2周起早饭前、晚睡前各服用1次。

【功效】

疏风解表，调和营卫。

【适用人群】

尤其适用于风邪袭表，营卫不和型荨麻疹的患者。

过敏性鼻炎——温肺固表膏

【药物组成】

1.中药煎剂

干姜60g，徐长卿300g，乌药150g，怀山药150g，益智仁100g，五味子60g，乌梅60g，防风100g，茯苓150g，炒白术150g，百合150g，桂枝100g，炒白芍100g，炙甘草30g。

2.胶类药

鹿角胶100g，阿胶100g。

3.调味药

生姜汁100mL，蜂蜜100g，饴糖100g。

4.药物加减方法

睡眠欠佳者，加百合至200g，首乌藤200g；食纳欠馨者，加生山楂100g，炒麦芽200g；便秘者，加火麻仁120g，肉苁蓉100克；头痛鼻塞明显者，加白芷50g，辛夷30g。

【制备方法】

1.中药饮片入冷水在砂锅中浸泡约1小时，煎煮，先用武火煮开，再用文火煮30分钟，煎出药汁约300mL，倒出。

2.将药渣添冷水继续煎煮，先用武火煮开，再用文火煮15分钟，煎出药汁约300mL，倒入第一次的药汁中。

3.同上煎煮法煎煮第三次烧开时，再用文火煎煮15分钟，煎出药汁约300mL，倒入前两次的药汁中。

4.把阿胶、鹿角胶放入黄酒浸泡去腥，待膏溶胀后，倒入煮好的清药汁中。

5.煎煮浓缩药汁，沉淀，离火待用。

6.将生姜汁、蜂蜜、饴糖冲入浓缩药汁，用文火煎熬，不停搅拌，熬至黏稠状。

7.离火，自然冷却。用洁净干燥的搪瓷罐、瓷罐、砂锅存放于冰箱。,若用砂锅存放，砂锅底最好抹一层麻油。

此为1个月左右的膏滋量。

【服用方法】

温水兑服，一次1匙（每匙15mL），第1周早饭前空腹服用1次，从第2周起早饭前、晚睡前各服用1次。

【功效】

温肺化饮，固表截敏。

【适用人群】

尤其适用寒饮伏肺型过敏性鼻炎的患者。

注意事项

服本方期间忌服辛辣刺激、油腻、生冷等不易消化食物。
感冒、发热、腹泻等急性病患者忌服；孕妇忌服。

起居饮食生活心法

一、起居调养

特禀质者应根据个体情况调护起居，其中过敏体质者由于容易出现水土不服，在陌生的环境中要注意减少户外活动，避免接触各种致敏的动植物，适当服用预防性药物，以减少发病机会。在季节更替之时要及时增减衣被，增强机体对环境的适应能力。

二、饮食宜忌

特禀质者饮食调养应根据个体的实际情况制订不同的保健食谱。就过敏体质亚健康者而言，饮食宜清淡，忌生冷、辛辣、肥甘油腻及各种"发物"（致敏食物），如酒、鱼、虾、蟹、辣椒、浓茶、咖啡等。

三、食疗药膳

【菜肴】

1.白芷黄芪煲猪肉

原料：白芷10g，黄芪、白花蛇舌草、葛根各25g，蜜枣3个，猪肉400g，生姜3片。

制法：白芷、黄芪、白花蛇舌草、葛根洗净，蜜枣去核，猪肉洗净。与生姜一起放入瓦煲内，加入清水2500mL（10碗量），武火煲沸后改文火煲2小时，调入适量食盐即成。

功效：本菜是一道行气固表、祛风通窍的药膳佳肴。适合过敏体质亚健康易发过敏性鼻炎者。

服法：佐餐食用。

2.柠檬片炖鹌鹑

原料：柠檬（宜取较熟的，避免过酸）2～3片，鹌鹑2只，生姜3片。

制法：鹌鹑宰杀洗净，并置沸水中稍滚片刻，再洗净。与生姜、柠檬一起放进炖盅，加入冷开水1250mL（约5碗量），加盖隔水炖3小时即成，进服时调入适量食盐。

功效：这是一道止咳化痰、健脾生津的食疗佳品。适合过敏体质亚健康易发过敏性鼻炎、过敏性哮喘者。

服法：佐餐食用。

【汤羹】

1.黄芪粳米汤

原料：黄芪15g，粳米50g。

制法：黄芪冲洗干净，放入锅中与粳米一起，加清水煮熟后进食。

功效：这是一道益气健脾的药膳佳品。适合特禀质亚健康体虚者。

服法：佐餐食用。

2.黄鳝粥

原料：黄鳝100g，粳米150g，生姜1块，香葱、油盐味精各少许。

制法：将粳米150g洗静，加水（水∶米=10∶1）；水沸腾后再煲1分钟就关电；黄鳝放在沸油中30～40秒；把粥烧开后，把过油的黄鳝放入粥内搅匀煲2分钟，最后，放入生姜丝、蒜米、葱花、盐即可。

功效：这是一道补气养血的食疗佳品。适合特禀体质亚健康体虚者。

服法：佐餐食用。

【粥食】

1.固表粥

原料：乌梅15g，黄芪20g，当归12g，粳米100g。

制法：乌梅、黄芪、当归放砂锅中加水煎开，再用文火慢煎成浓汁。取出药渣后再加水煮粳米成粥，加冰糖（糖尿病患者可用木糖醇替代）趁热食用。

功效：这是一道养血消风、扶正固表的药膳食疗养生粥。适合过敏体质亚健康易发皮肤过敏者。

服法：佐餐食用。

2.葱白红枣鸡肉粥

原料：粳米100g，红枣10枚，连骨鸡肉100g，葱白、香菜各少许。

制法：粳米、红枣（去核）、连骨鸡肉分别洗净，姜切片，香菜、葱切末。锅内加水适量，放入鸡肉、姜片武火煮开。然后放入粳米、红枣熬45分钟左右。最后加入葱白、香菜，调味服用。

功效：这是一道养血祛风的食疗养生粥。适合过敏体质亚健康易发过敏性鼻炎者。

服法：佐餐食用。

【茶饮】

1.黄芪茶

原料：黄芪10g。

制法：将黄芪洗净泡水饮用。

用法：代茶饮，每日温服。

功效：本茶具有补气健脾的功效。

2.党参茶

原料：党参10g。

制法：将党参洗净，开水泡开即饮。

用法：代茶饮，每日温服。

功效：本茶具有补气健脾的功效。

温馨提示：若患糖尿病、肥胖、高脂血症、痛风等疾病，应遵照相应的饮食规范。如：糖尿病患者少食含糖量高的食物；高脂血症及肥胖患者应少食高胆固醇、高糖、高脂肪食物；痛风患者禁食啤酒、动物内脏、海鲜类等嘌呤含量较高的食物。

穴位保健法——特禀质穴位按摩

特禀质主要是因先天禀赋不足或禀赋遗传因素造成的，经络调理宜从手太阴肺经和手阳明大肠经入手，常选腧穴为太渊、肺俞、迎香、印堂、孔最、鱼际、足三里、上巨虚、血海等。

一、关元

位置：位于下腹部，前正中线上，当脐中下3寸。

经属：任脉。小肠的募穴。

操作：用拇指端按揉1～3分钟，或者用艾灸法，每日2次，每次10～15分钟。

说明：请参考阳虚质穴位按摩中关于关元穴的说明。

二、足三里

位置：位于人体小腿前外侧，当犊鼻穴下3寸，距胫骨前缘一横指（中指）。

经属：足阳明胃经。

操作：用拇指端按揉1～3分钟，或者用艾灸法，每日2次，每次10～15分钟。

说明：请参考平和质穴位按摩中关于足三里的说明。

三、血海

位置：屈膝，在大腿内侧，髌底内侧端上2寸，当股四头肌内侧头的隆起处。即屈膝，以手掌按膝盖，2～5指向膝上伸直，拇指向膝内侧约呈45度角斜置，指端尽处取穴。

经属：足太阴脾经腧穴。

操作：用拇指端按揉1～3分钟，或者用艾灸法，每日2次，每次10～15分钟。

说明：请参考血瘀质穴位按摩中关于血海穴的说明。

心身疗愈法

"特禀质"以过敏反应为主要特征，由于五脏六腑失调以及身体的过分敏感导致疾病的发生。这种体质的人哼唱五音不失为调整五脏六腑疗愈体质的良方。

　　在两千年前，我国最早的医学典籍《黄帝内经》就提出了"五音疗疾"的观点。中医学认为，五音（角、徵、宫、商、羽）对应五行（木、火、土、金、水），并与人的五脏和五种情志相连。按照脏腑相生的原则顺序是"宫、商、羽、角、徵"，具体方法如下。

　　宫1---‖唱六遍，唱的时候意念脾；

　　商2---‖唱六遍，唱的时候意念肺；

　　羽6---‖唱六遍，唱的时候意念肾；

　　角3---‖唱六遍，唱的时候意念肝；

　　徵5---‖唱六遍，唱的时候意念心。

　　唱完后，再按下列乐谱唱六遍：

　　‖: 1———|2———|6———|3———|5———:‖

　　　宫　　商　　羽　　角　　徵

　　选择自在祥和、不饥不饱的时间段，可以站或坐，放松哼唱，五脏六腑得以调整，对特禀质必有好处。